U0216366

主　编　林雁娟

副主编　林兰钦　戴庆鑫

常见手术体位摆置

CHANGJIAN SHOUSHU TIWEI BAIZHI

厦门大学出版社　国家一级出版社
XIAMEN UNIVERSITY PRESS　全国百佳图书出版单位

图书在版编目(CIP)数据

常见手术体位摆置/林雁娟主编.—厦门:厦门大学出版社,2022.6
ISBN 978-7-5615-8586-3

Ⅰ.①常… Ⅱ.①林… Ⅲ.①外科手术—体位—护理 Ⅳ.①R473.6

中国版本图书馆 CIP 数据核字(2022)第 074996 号

出 版 人	郑文礼
责任编辑	郑　丹
美术编辑	李嘉彬
技术编辑	许克华

出版发行 厦门大学出版社

社　　址	厦门市软件园二期望海路 39 号
邮政编码	361008
总　　机	0592-2181111　0592-2181406(传真)
营销中心	0592-2184458　0592-2181365
网　　址	http://www.xmupress.com
邮　　箱	xmup@xmupress.com
印　　刷	厦门市明亮彩印有限公司

开本	720 mm×1 020 mm　1/16
印张	12.25
插页	2
字数	202 千字
版次	2022 年 6 月第 1 版
印次	2022 年 6 月第 1 次印刷
定价	68.00 元

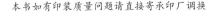

本书如有印装质量问题请直接寄承印厂调换

厦门大学出版社
微信二维码

厦门大学出版社
微博二维码

序

　　手术是人类创造的最伟大技艺之一，是摆脱疾病和死亡最直接的方式。影响手术质量的因素有很多，其中，合理的手术体位是确保手术顺利进行的重要条件之一，它既要保证充分暴露手术视野，便于术者操作，又要使手术患者在术中维持正常生命体征，拥有良好舒适度，避免手术患者组织、神经等损伤发生。因此，编写一本全面、系统的手术室体位摆放操作指南供手术室护理人员学习参照至关重要。

　　福建医科大学附属协和医院主编的《常见手术体位摆置》以与时俱进、务实发展的眼光，详细阐述了各种手术体位的摆放要点，并将操作与理论紧密结合，做到手术体位的摆放步骤清晰明了、层次清楚、操作规范，重点强调了以患者为中心的护理要点，较全面、系统地介绍了手术室体位与护理安全管理的相关内容。该书具有如下特点：①图文并茂，易于理解，适用于各级医院手术护理人员。②深入浅出，既有操作层面的步骤与程序，又有相应的理论发展基础，对各级手术护理人员均有较强的指导作用。③内容覆盖面广，涉及全国医院手术室开展的绝大多数手术类型，包括普外科、骨科、神经外科、泌尿外科、胸外科等。

　　该书既对手术室护士的基本素质养成和具体操作具有指导

作用，又对手术室管理者加强专科管理及教育培训具有参考价值，可弥补一般护理教学书籍中对常见手术体位讲解缺失的不足。

　　期望该书的出版对医院手术室建设及人才培养皆有裨益，可供护理同行参考，特此介绍。

林雁娟

2022年1月

前 言

随着现代医学的快速发展及高新技术的应用，外科手术学实现了划时代的飞跃，这对手术室护理专业的技术质量及管理水平提出了更高的要求，手术室护理工作也面临着巨大的挑战。

手术体位的安全摆放作为手术室管理的重要内容，是手术顺利实施的关键环节。当人体处于特定的手术体位状态时，体位的改变不仅会对循环系统、呼吸系统、神经系统产生一定的影响，而且有可能引起局部软组织、眼部、肌肉等的损伤。另外，患者在全麻状态下，全部或部分知觉消失，肌肉松弛，保护性反射已经消失或减弱，基本失去自主调节能力。因此，作为手术室医护人员，必须不断学习和研究，提高体位摆放的安全意识，做到正确、舒适和安全，满足暴露术野的要求，同时减少患者不必要的身体损伤和并发症，保障手术的安全进行。

本书的编写主要参考了《手术室护理实践指南》中关于标准体位的指导意见并查阅了相关文献，在借鉴国内外先进经验的基础上结合我院手术室实际工作中总结的经验，通过大量的图片和简明扼要的说明介绍了目前临床上常用的手术体位的正确姿势、摆放要点、具体方法和技巧，旨在指导手术室医护人员深入、系统地理解和掌握安全手术体位的规范摆放。编者以直观的表达方式提高本书的可读性和临床实用性，本书可作为手术室在职护士、专科护士、新入职护士以及护理专业学生的培训教材，希望通过学习本书，能更好地培养手术室护士的专业素质和独立工作能力。

本书的出版得益于福建医科大学附属协和医院护理部的大力支持。由于编者时间和水平有限，且各家医院所使用的手术床、体位架、体位垫等各不相同，以及各手术医生对体位要求不一致，对患者手术体位的要求存在差异，体位摆放的具体步骤及方法也不尽相同，因此，本书难免出现错误和疏忽，希望各位读者尤其是护理同仁批评指正，以便修订时更正。

编者

2022年1月

目 录

第一章

手术体位概述

第一节 手术体位

手术体位是根据患者的手术性质和部位来决定的，并由手术医师、麻醉医师、手术室护士共同确认和执行。体位的改变可能会导致呼吸系统、循环系统、中枢神经系统等的功能发生改变，同时安置体位后身体的负重点和支点发生改变，皮肤、肌肉组织承受的摩擦力、剪切力均随之改变。另外，手术时由于对患者实施了麻醉，患者全部或部分知觉已经消失，肌肉松弛，保护性反射大部分已经消失或减弱，基本失去自主调节能力，因此，手术体位安置不当易导致患者神经、血管、皮肤和肌肉等组织的损伤。故在安置体位时，应根据生理学和解剖学知识，选择正确的体位设备和用品，既能充分暴露手术视野，方便手术操作，减少手术时间，又能顺应患者的呼吸和循环功能，将手术体位并发症减少到最低程度，确保患者安全和舒适。作为手术室护士，必须熟知手术床、附件及辅助用品的功能、使用方法和正确的摆放流程，并针对患者的特点，为其摆置一个正确、舒适、安全的体位，避免体位并发症的发生，保障医疗安全。

第二节 体位设备及用物

体位设备及用物是指用于患者体位和（或）最大限度暴露手术视野的用物，包括体位设备和体位用品。

一、体位设备

1. 手术床

手术床是一种在手术室内使用的、带有相关附件、可根据手术需要调节患者体位，以适应各种手术操作的床。按照临床使用的范围，可分为多功能手术床、牵引手术床、DSA（digital subtraction angiography，大型影像设备）手术床、MRI（magnetic resonance imaging，核磁共振）手术床、翻身床等（图 1-1）。

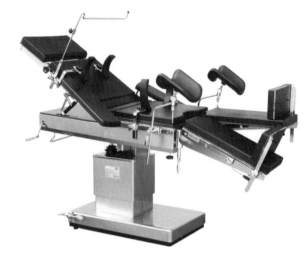

（a）多功能手术床

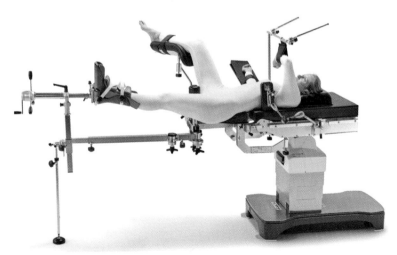

（b）牵引手术床

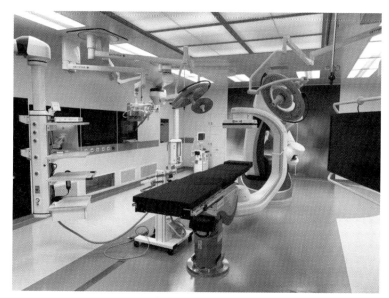

（c）DSA 手术床

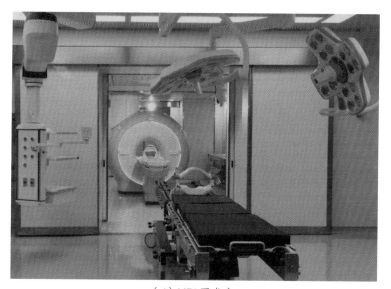

（d）MRI 手术床

图 1-1 手术床

2. 手术床配件

手术床配件包括各种固定设备、支撑设备及安全带等，如托手架、托腿架、各式固定挡板、肩托、头托以及上下肢约束带等（图 1-2）。

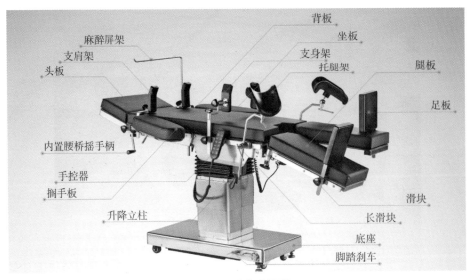

图 1-2   手术床配件

二、体位用品

常见的体位用品为体位垫，用于保护压力点的一系列不同尺寸、外形的衬垫，如头部垫、膝枕、胸垫、足跟垫等。体位用品材质可选用海棉垫、硅凝胶垫、流体垫等（图 1-3）。

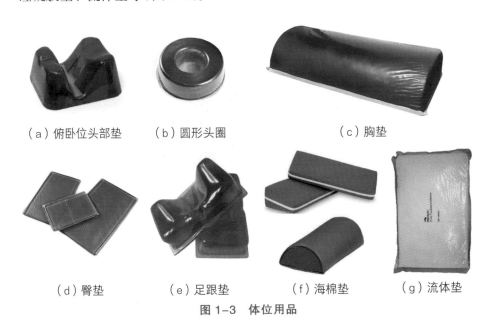

（a）俯卧位头部垫   （b）圆形头圈   （c）胸垫

（d）臀垫   （e）足跟垫   （f）海棉垫   （g）流体垫

图 1-3   体位用品

第三节　常见手术体位并发症

手术中若患者的体位安置不当可能引起一系列并发症，如血管、神经、皮肤、肌肉等组织的损伤，甚者可引起呼吸、循环衰竭导致患者死亡。

一、神经系统损伤

1.周围神经损伤

与手术体位相关的导致周围神经损伤的主要原因与神经走向表浅、术中易受压迫和牵拉有关，主要包括：

（1）上肢神经损伤，包括臂丛神经、尺神经、桡神经、正中神经等的损伤（图 1-4）。

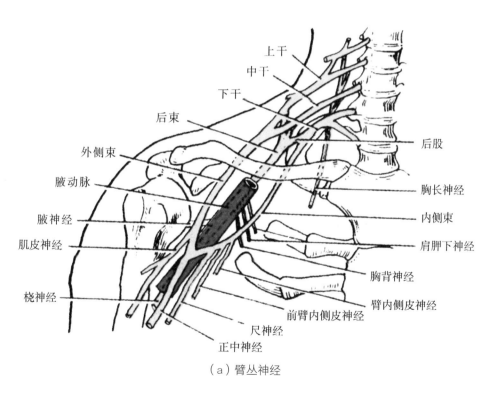

（a）臂丛神经

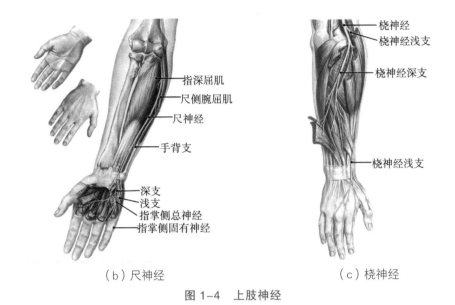

（b）尺神经　　　　　　　（c）桡神经

图 1-4　上肢神经

（2）下肢神经损伤，包括坐骨神经、股神经、腓总神经等神经的损伤（图 1-5）。

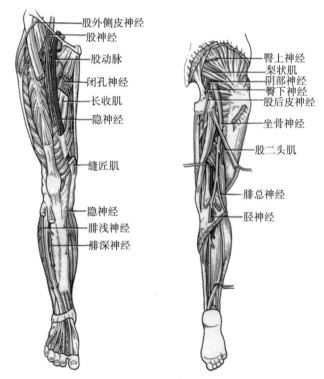

图 1-5　下肢神经

2. 中枢神经损伤

（1）脊髓损伤，与过度扭转、牵拉头部、托起肩部突然下垂、过度后仰引起颈椎脱位导致的损伤，或与体位变更时团队成员用力不一致导致脊柱扭曲受损有关。

（2）颅神经及其分支损伤，如眶上神经、面神经等因与头部垫的位置不恰当导致损伤（图 1-6）。

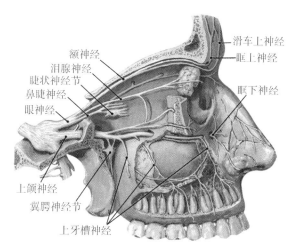

（a）眶上神经

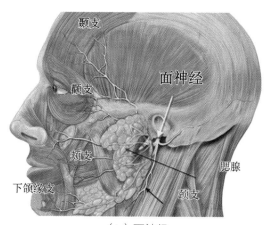

（b）面神经

图 1-6　颅神经

二、对呼吸系统的影响

与体位改变有关的机械性因素或生理性因素均可影响呼吸功能。任何压迫或限制胸廓运动或膈肌收缩，均会引起肺通气不足，主要包括：

1. 呼吸道梗阻

如全麻患者行气管插管，如颈部过度前屈，可致气管插管打折、梗阻。

2. 通气障碍

如俯卧位，胸腹部受压，可致呼吸受限。

三、对循环系统的影响

当手术患者进行麻醉后，其体位将会对自身循环系统产生影响，因为全麻后患者的呼吸减弱、心率减慢、血管代偿减弱，并且体位将会使血液重新分布，从而导致患者的循环功能出现异常。

1. 仰卧位低血压综合征

仰卧位低血压综合征是指由于妊娠晚期在仰卧位时，增大的子宫压迫下腔静脉及腹主动脉，使全身静脉回流受阻，回心血量减少，心排出量随之减少，而出现头晕、恶心、呕吐、胸闷、面色苍白、出冷汗、心跳加快及不同程度的血压下降，当改变为左侧卧位时，症状减轻或消失。

2. 骨筋膜室综合征

骨筋膜室综合征指因动脉受压，继而血供进行性减少而导致的一种病理状态。临床表现为肿胀、运动受限、血管受损和严重疼痛、感觉丧失。

3. 血栓（venous thromboembolism，VTE）形成

血栓的形成与术中肢体未活动、受压或患者自身血流动力学改变等有关。摆放体位时应维持机体充分的循环，促进静脉回流，防止血栓形成及循环紊乱，避免外周血管和血液回流受阻。

四、甲状腺手术体位综合征

在颈部极度后仰的情况下，使椎间孔周围韧带变形、内凸而压迫颈神经根及椎动脉，而引起的一系列临床症状：表现为术中不适，烦躁不安，甚至呼吸困难，术后出现头痛、头晕、恶心、呕吐等症状，因此在摆置过程

中，应防止颈部过伸。

五、眼部损伤

眼部损伤与手术体位不当压迫有关。患者俯卧位时，若头托支撑点位置长时间压迫眼眶、眼球，易引起结膜充血水肿，严重者导致失明；患者仰卧位时，眼睑闭合不全，加上空气干燥，空调送风，易使角膜发生干燥，发生角膜炎、结膜炎。

六、软组织损伤

1. 皮肤损伤

皮肤损伤多见于骨突处，指因长时间受压而致皮肤及皮下组织的损伤，又称"压疮"，是手术体位中一种常见的并发症，好发于头部、骶尾部、足跟部、耳部、膝部、肩胛部等突出的部位。

2. 韧带、肌肉损伤

韧带、肌肉损伤与过度牵拉、外展肢体有关，如截石位两腿角度过大，容易损伤髋关节周围韧带和肌肉。

七、生殖器官损伤

生殖器官损伤与生殖器官受压有关。如侧卧位固定骨盆时挤压外生殖器；俯卧位时会阴部无悬空，压迫生殖器等。

八、管路滑脱、坠床

管路滑脱、坠床与摆置体位过程中或摆置后未有效固定有关。

第四节 手术体位摆置原则

目前，临床上常用的手术体位包括仰卧位、侧卧位、俯卧位、截石位等，随着外科学技术的发展，手术方式也在不断变化，故一些新的手术体位也随之出现。虽然各种手术体位要求各不一样，但摆置体位的基本原则是不变的，主要原则包括：

一、体位正确

摆置体位前，手术医师、麻醉医师和手术室护士应共同核对患者信息，再次确认手术部位，尤其涉及"左""右""手指""脚趾"等手术，保证体位的正确性。

二、体位舒适

床单位保持清洁、干燥、柔软；床垫宜具有防压疮功能；根据患者评估情况选择合适的体位设备和用品；注意分散压力，防止局部长时间受压，保护患者皮肤完整性；防止医疗器械与皮肤接触的相关部位造成的皮肤损伤，例如螺纹管、无创面罩、连续加压装置、夹板、支架、尿管、心电图连接线等。

三、体位安全

手术中保持人体正常的生理弯曲及生理轴线，维持各肢体、关节的生理功能体位，防止过度牵拉、扭曲及血管神经损伤；正确约束患者，松紧度适宜（以能容纳一指为宜），维持体位稳定，防止术中移位、坠床；做好眼睛护理，避免眼部损伤；安置体位时，避免患者身体部位直接接触金属，避免电灼伤。

四、保持功能

尽量维持人体各部分生理功能，避免过度牵拉、扭曲；保持患者呼吸通畅、循环稳定。

五、充分暴露

手术中充分暴露术野，使术野清晰，便于操作。

六、便于麻醉

麻醉医师有足够空间随时观察患者，便于实施抢救。

在以上体位安置原则的基础上，建议可使用以下方法，使手术体位更加安全：

（1）患者清醒状态下，可先让患者尝试所需要摆放的体位，尽量提高患者的舒适度，如颈仰卧位、截石位等可采取此种方法。

（2）在患者麻醉后，对于一些特殊体位需要达到人体极限的情况，要从解剖及人体受力面考虑，尽量减少压力和牵拉。

（3）满足个体需要：应充分考虑到患者的个体差异，如肥胖症减胃术、脊柱畸形手术，应根据具体情况选择合适的体位设备和用品；对于高凝状态患者，应遵医嘱使用防血栓设备（如弹力袜、弹力绷带或间歇性充气设备等）。

第二章

仰卧位

仰卧位是将患者头部置于头枕或头圈上，两臂置于身体两侧或自然伸开，两腿自然伸直的一种体位。在不同的专科手术中，根据暴露手术视野的需要，在仰卧位的基础上又可调节为头高脚低位、头低脚高位、左倾斜位等各种体位，而且经常会通过应用各种体位垫将手术部位局部抬高，患者的四肢也常根据暴露手术视野的需要而张开、抬高等。因此，根据手术部位及手术方式的不同，常见的有：标准仰卧位、特殊仰卧位［头（颈）后仰卧位、"人"字分腿位、乳腺手术体位］等。

第一节　标准仰卧位

一、适用手术

标准仰卧位适用于头颈部、颜面部、胸腹部、四肢等手术（图 2-1、图 2-2）。

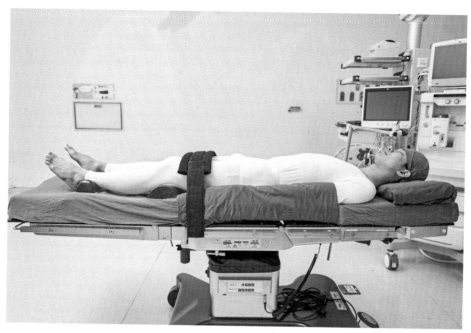

图 2-1　标准仰卧位（上肢置于身体两侧）

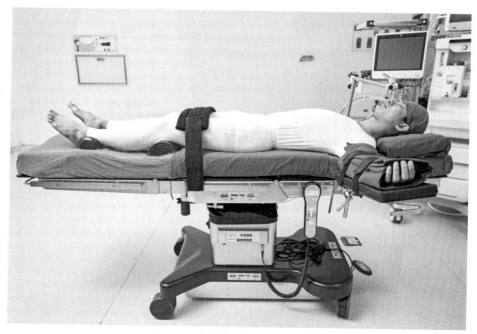

图 2-2　标准仰卧位（上肢外展）

二、用物准备

头枕或头圈1个、托手板1个、约束带1条、中单1块。根据评估情况另备肩垫、膝枕、足跟垫（1对）等（图2-3）。

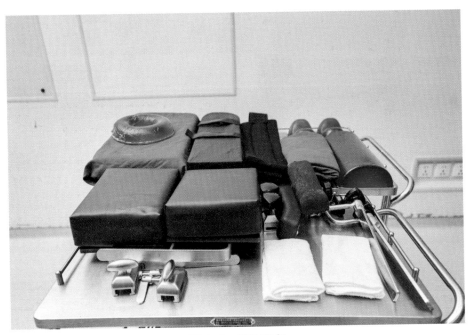

图 2-3 用物准备

三、手术床准备

床单位要平整、干燥、柔软。横单根据需要铺置在合适位置，便于固定上肢和搬运患者。

四、摆放流程

以标准仰卧位（图2-2）为例。

（1）患者入手术室，核对患者信息，协助患者移至手术床上，取平卧位，做好保暖工作，并用约束带固定下肢。

要点：约束带固定在距离膝关节上方5 cm处，松紧适宜，以能容纳一指为宜，以防腓总神经损伤（图2-4）。

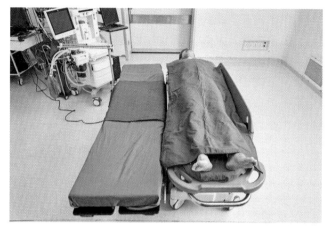

（a）协助患者移至手术床上

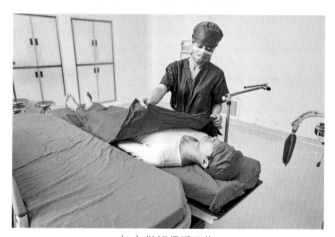

（b）做好保暖工作

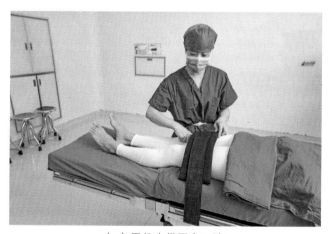

（c）用约束带固定下肢

图2-4 协助患者移至手术床上并固定下肢

（2）头部置于头枕或头圈并处于中立位置，头枕高度适宜。协助患者将病患服解开，暴露其中一上肢用于血压监测，同时检查患者皮肤情况（图2-5）。

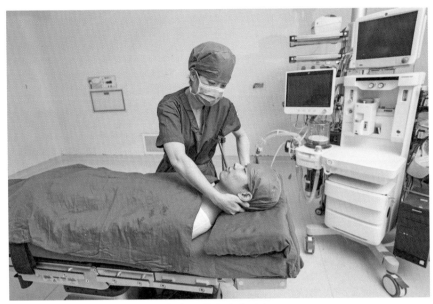

（a）头枕应高度适宜

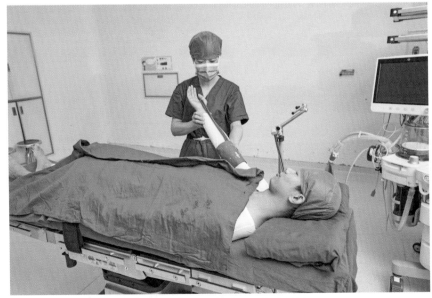

（b）暴露其中一上肢用于血压监测

图2-5　置头枕，暴露上肢

（3）根据静脉通路需要正确安置托手板（如静脉通道建立在左上肢，托手板放置在左侧）。托手板上放置中单，将其中一上肢外展置于托手板上。

要点：掌面向上，远端关节略高于近端关节，有利于上肢肌肉韧带放松和静脉回流。肩关节外展不超过90°，以免损伤臂丛神经（图2-6）。

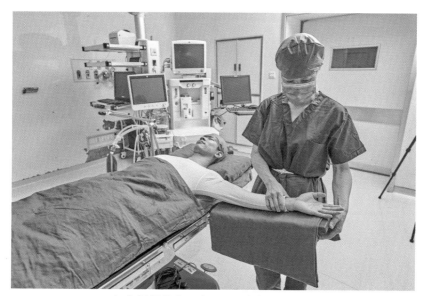

（a）根据静脉通路需要正确安置托手板

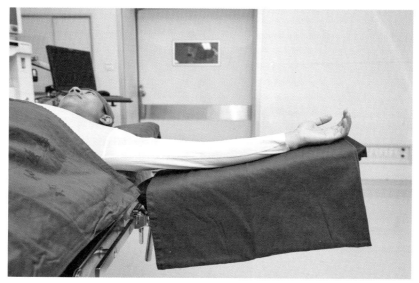

（b）掌面向上，远端关节略高于近端关节，肩关节外展不超过90°

图2-6　安置托手板

（4）另外一上肢安置袖带后，将此上肢固定在身体侧。

要点：掌心朝向身体侧，肘部微屈，用横单在肘关节上 1/2 的位置固定。同时保证血压计管道不打折且不压在患者身体处。另外，上肢应避免接触金属物品，以防电灼伤（图 2-7）。

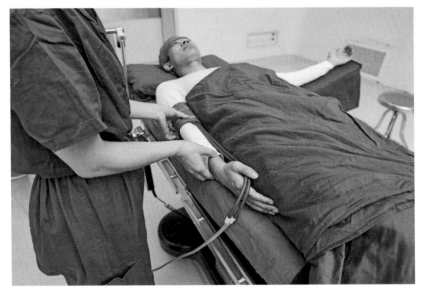

（a）掌心朝向身体侧，保证血压计管道不打折且不压在患者身体处

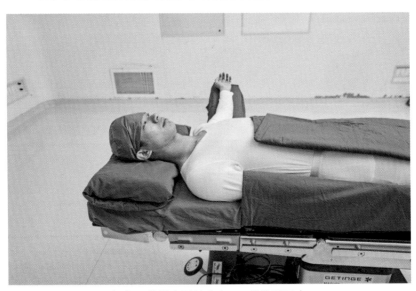

（b）用横单在肘关节上 1/2 的位置固定

图 2-7　固定另一上肢

（5）根据需要在膝下垫膝枕，足下垫足跟垫。

要点：膝部呈屈膝状，维持生理功能位。足跟悬空（图 2-8）。

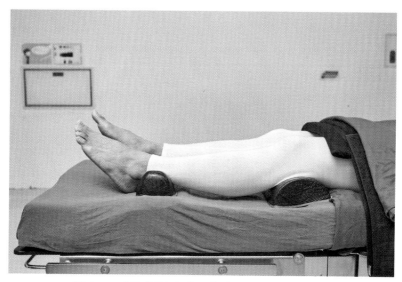

图 2-8　根据需要在膝下垫膝枕，足下垫足跟垫

（6）放置头架。

要点：头架应固定在下颌上方，充分暴露气管插管，便于麻醉医师管理气道（图 2-9）。

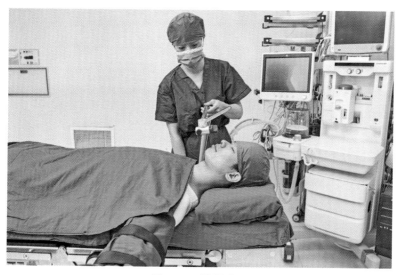

图 2-9　放置头架

（7）放置器械托盘。

要点：放置托盘时，高度要合适，避免足趾受压。同时注意托盘周边金属是否接触患者皮肤，防止电灼伤（图2-10）。

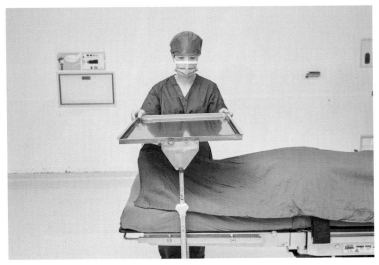

图2-10　放置器械托盘

（8）做好眼睛护理（图2-11）。

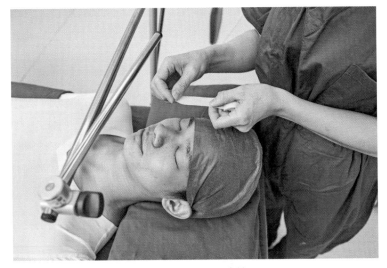

图2-11　做好眼睛护理

其他要点：

（1）根据需要在骨突处（枕后、肩胛、骶尾、肘部、足跟等）垫保护垫，以防局部组织受压。

（2）上肢固定不宜过紧，预防骨筋膜室综合征。

（3）妊娠晚期孕妇在仰卧时需适当左侧卧，以防仰卧位低血压综合征的发生。

（4）如为头高脚低位或者头低脚高位，应适当用脚挡或者肩挡（图2-12）。手术床角度均不宜超过30°，防止下肢深静脉血栓形成和眼部水肿、眼压过高及影响呼吸循环功能。另外肩挡距离颈侧以能侧向放入一手为宜，避免臂丛神经损伤。

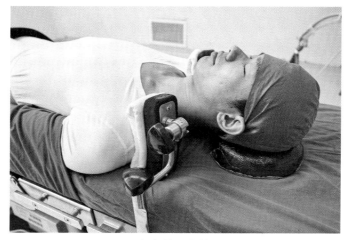

（a）使用肩挡

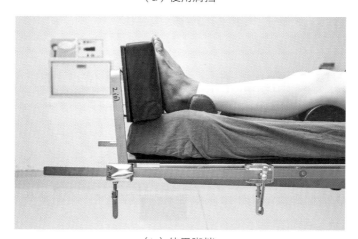

（b）使用脚挡

图2-12 使用肩挡或脚挡

（5）特殊情况，如肝、胆、脾手术，可在术侧肋缘下垫小软垫，将手术床患侧抬高约15°，使手术视野充分暴露；胸骨正中切口手术，可在胸背部（脊柱水平位置）垫一软垫，便于抬高胸部；下腹部手术如前列腺癌根治术，可在患者骶尾部下垫一软枕，将臀部稍抬高，取头低脚高位。

（6）如为侧头仰卧位，应在患侧肩下垫一软枕，使身体稍转向健侧，同时在枕下垫一头圈，避免压伤耳部及因头部偏转角度过大造成颈部过度牵拉。该体位适用于耳部、颌面部、侧颈部、头部等的手术（图2-13）。

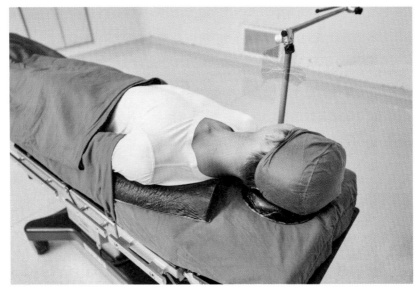

图2-13　侧头仰卧位

第二节　特殊仰卧位

一、头（颈）后仰卧位

（一）适用手术

头（颈）后仰卧位适用于甲状腺手术、口腔手术、食道异物取出术、气管异物取出术、颈前路手术等（图2-14）。

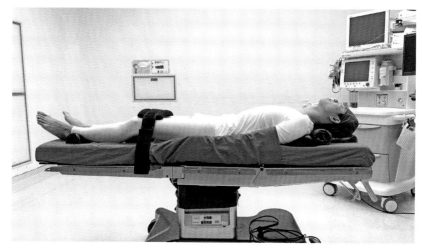

图 2-14　头（颈）后仰卧位

（二）用物准备

肩垫（自制）、颈垫（自制）、头枕 1 个、约束带 1 条。根据临床需要另备硅胶肩垫、头圈、膝枕、足跟垫（1 对）（图 2-15）。

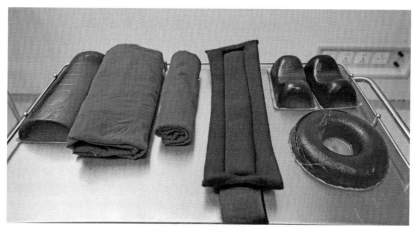

图 2-15　用物准备

（三）手术床准备

同标准仰卧位。

（四）摆放流程（以甲状腺手术为例）

（1）患者入手术室，核对患者信息，协助患者移至手术床上，取平卧位，做好保暖工作，并用约束带固定下肢。

　　要点：约束带固定在距离膝关节上方 5 cm 处，松紧适宜，以能容纳一指为宜，以防腓总神经损伤。患者肩上缘与手术床头板折叠处平齐，便于按需调节手术床头板（图 2-16）。

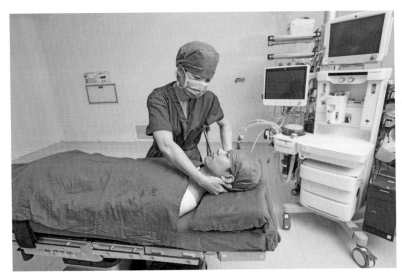

图 2-16　患者肩上缘与手术床头板折叠处平齐

　　（2）头部置于头枕或头圈并处于中立位置，头枕高度适宜。协助患者将病患服解开，暴露其中一上肢用于血压监测，同时检查患者皮肤情况（图 2-17）。

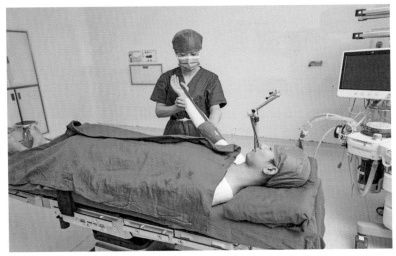

图 2-17　暴露其中一上肢用于血压监测，同时检查患者皮肤情况

（3）麻醉后，手术医师、麻醉医师、巡回护士协作，给患者肩部垫肩垫。

要点：3人协作应步调一致，手术医师抬高肩部，麻醉医师保护头部及气管插管，巡回护士垫肩垫。肩垫平肩峰（图2-18）。

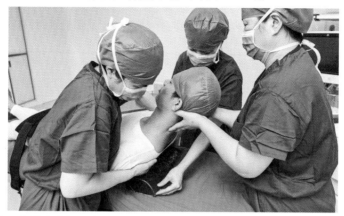

（a）手术医师抬高肩部，麻醉医师保护头部及气管插管，巡回护士垫肩垫（硅胶垫）

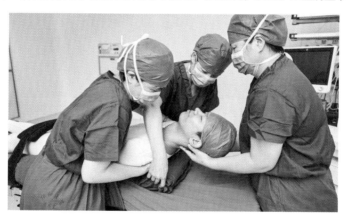

（b）　手术医师抬高肩部，麻醉医师保护头部及气管插管，巡回护士垫肩垫（自制肩垫）

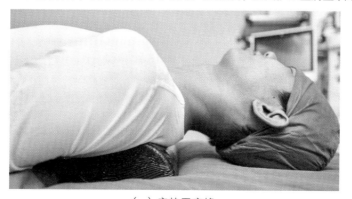

（c）肩垫平肩峰

图2-18　垫肩垫

（4）颈部按需垫颈垫。头部保持后仰，按需垫头圈（图2-19）。另外，为了防止头部晃动，可在头部两侧放置自制的小圆枕固定，并用床单固定（图2-20）。

要点：头部后仰合适，防止头悬空，保持头颈中立位，充分暴露手术部位。

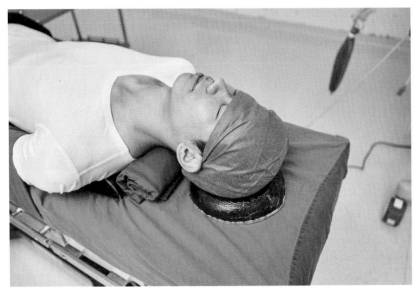

图 2-19　按需垫颈垫及头圈

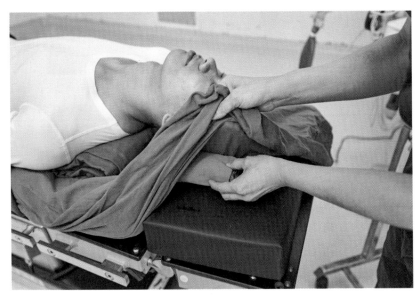

（a）头部两侧放置自制的小圆枕

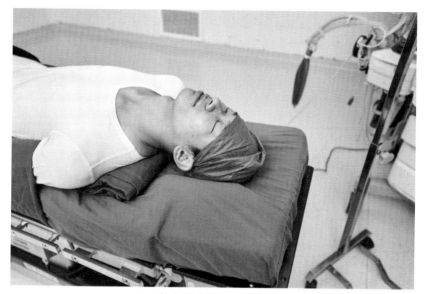

（b）用床单固定圆枕

图 2-20　固定头部

（5）双上肢自然平放于身体两侧，并用横单固定。

要点： 掌心朝向身体两侧，肘部微屈（图 2-21）。

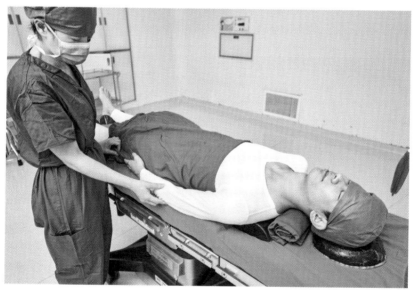

图 2-21　掌心朝向身体两侧，肘部微屈

（6）根据需要在膝下垫膝枕，在足下垫足跟垫。

要点： 膝部呈屈膝状，维持生理功能位。足跟悬空（图2-22）。

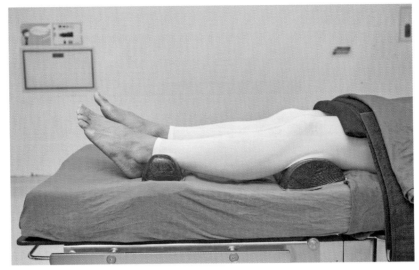

图2-22　膝部呈屈膝状，维持生理功能位，足跟悬空

（7）头端放置甲状腺托盘或者头架。

要点： 如为甲状腺托盘，应高度适宜，托盘下缘平下颌处（图2-23）。如为头架，应固定牢固，根据需要向头顶侧略倾斜，使手术区域充分暴露（腔镜甲状腺手术、颈根治手术）（图2-24）。

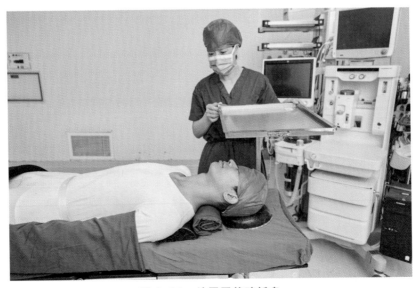

图2-23　放置甲状腺托盘

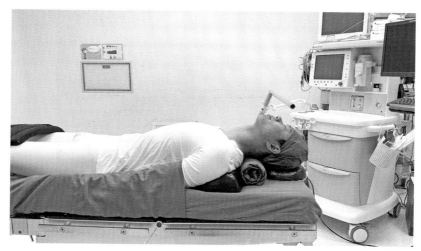

图 2-24 头架可根据需要向头顶侧略倾斜，使手术区域充分暴露

（8）放置器械托盘。

要点：放置托盘时，高度要合适，避免足趾受压。同时注意托盘周边金属是否接触患者皮肤，防止电灼伤（图 2-25）。

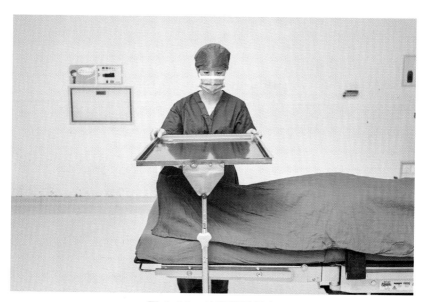

图 2-25 放置器械托盘

（9）做好眼睛护理（图 2-26）。

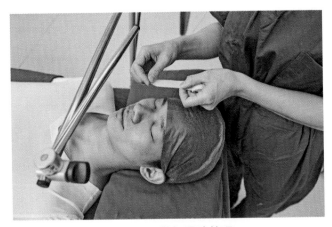

图 2-26　做好眼睛护理

其他要点：

（1）术前充分评估患者，有颈椎病的患者，应在患者能承受的限度内摆放体位。

（2）防止颈部过伸，引起甲状腺手术体位综合征。

（3）静脉通道如建立在上肢，应用延长管，保证双手固定在身体两侧。

（4）根据需要可将手术床调至头高脚低 15°～20°，有利于头颈部静脉血液的回流，减少创面渗血。

（5）颈前路手术：颈下垫一圆枕，头部两侧用自制圆枕固定，并用医用胶布固定患者额部，避免晃动，术中保持头颈部处于正中过伸位，利于手术操作（图 2-27）。

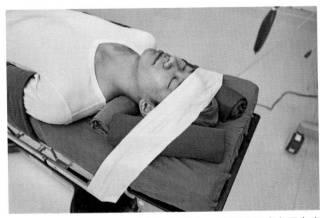

（a）颈下垫一圆枕，头部两侧用自制圆枕固定，并用医用胶布固定患者额部

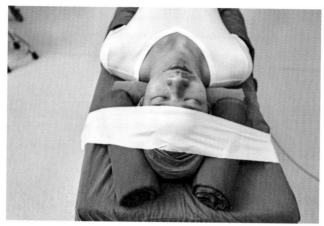

（b）术中保持头颈部处于正中过伸位，利于手术操作

图 2-27 颈前路手术

（6）甲状腺手术如行术中神经电生理监测，应先安置体位后，再进行麻醉插管，以免引起接触电极错位，从而影响监测。

二、"人"字分腿位（平卧分腿位）

（一）适用手术

"人"字分腿位适用于腔镜胃、肝、胰、脾、右半结肠、甲状腺等器官手术（图 2-28）。

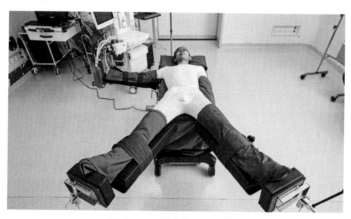

图 2-28 "人"字分腿位

（二）用物准备

头枕或头圈 1 个、托手板 1 个、约束带 2 条。根据需要另备肩挡或脚挡

（图2-29）。

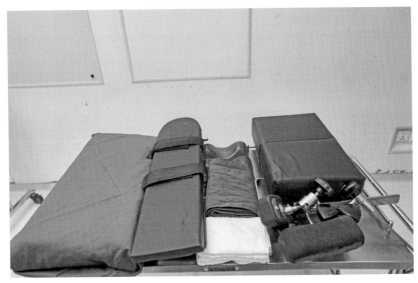

图2-29　用物准备

（三）手术床准备

床单位要平整、干燥、柔软。横单应铺置在手术床背板与腿板折叠处，便于固定上肢和搬运患者（图2-30）。

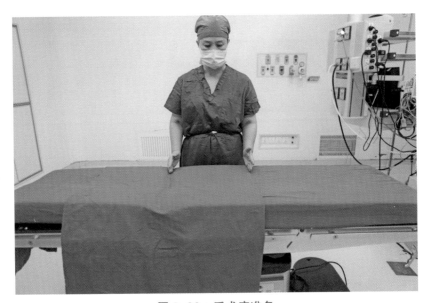

图2-30　手术床准备

（四）摆放流程

（1）患者入手术室，核对患者信息，协助患者移至手术床上，取平卧位，做好保暖工作，用约束带临时固定下肢。

要点：约束带固定在距离膝关节上方 5 cm 处，松紧适宜，以能容纳一指为宜，以防腓总神经损伤。

（2）向下平移患者，使患者骶尾部位于手术床背板与腿板折叠处适合位置，并放低头板（图 2-31）。

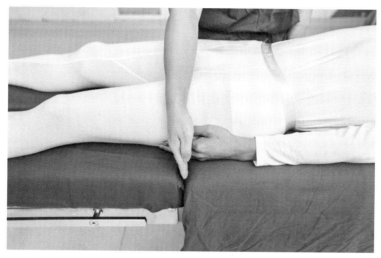

（a）使患者骶尾部位于手术床背板与腿板折叠处适合位置

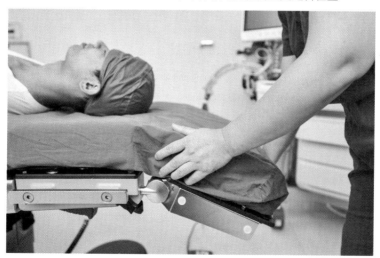

（b）放低头板

图 2-31 向下平移患者

（3）头部置于头枕或头圈并处于中立位置，头枕高度适宜。协助患者将病患服解开，暴露其中一上肢用于血压监测，同时检查皮肤情况。

（4）根据静脉通路需要正确安置托手板（如静脉通道建立在左上肢，托手板放置在左侧）。托手板上放置中单，将其中一上肢外展置于托手板上。

要点：同标准仰卧位第 3 点。

（5）另外一上肢安置袖带后，将此上肢固定在身体侧方。

要点：同标准仰卧位第 4 点。

（6）在麻醉实施前，充分评估患者髋关节功能状态。巡回护士将患者双下肢分开至满足手术需要的角度，询问患者感受，并用约束带固定双下肢。如离手术开始还有一段时间，可将双下肢恢复到自然状态。

要点：约束带固定在距离膝关节下方 5 cm 处，松紧适宜，以能容纳一指为宜，以防腓总神经损伤。双下肢分开不超过 90°。检查腿板折叠处是否夹住患者组织（图 2-32）。

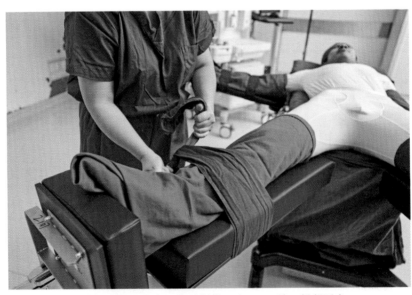

（a）约束带固定在距离膝关节下方 5 cm 处，松紧适宜

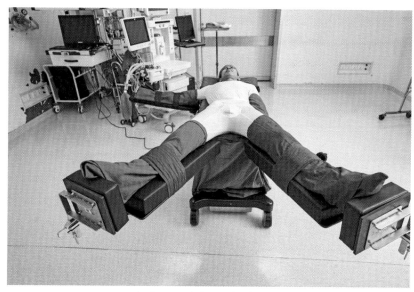

（b）双下肢分开不超过90°

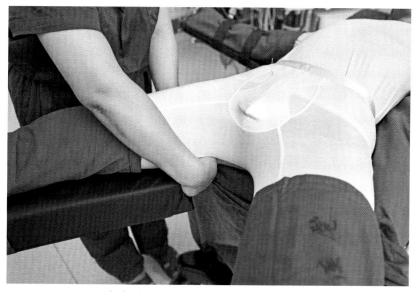

（c）检查腿板折叠处是否夹住患者组织

图2-32 双下肢分开至满足手术需要的角度

（7）放置头架。

要点：头架应固定在下颌上方，充分暴露气管插管，便于麻醉医师管理气道（图2-33）。

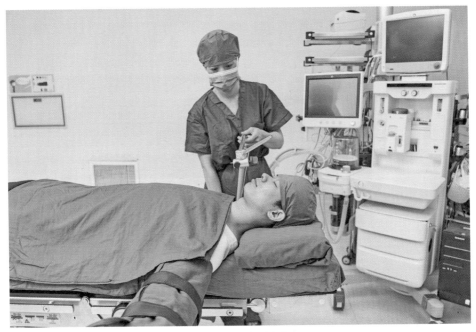

图 2-33　放置头架

（8）放置器械托盘。

要点：在手术床腿板处放置器械托盘，应避免患者下肢接触金属。

（9）做好眼睛护理。

其他要点：

（1）充分评估患者髋关节功能状态。两腿分开不宜超过 90°，以站立一人为宜，避免会阴部组织过度牵拉。

（2）防止腿板折叠处夹伤患者。

（3）根据需要，应适当用脚挡或者肩挡。

三、乳腺手术体位

（一）适用手术

乳腺手术体位适用于乳腺手术（图 2-34）。

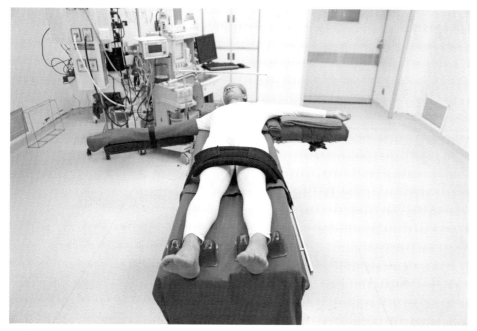

（a）正面

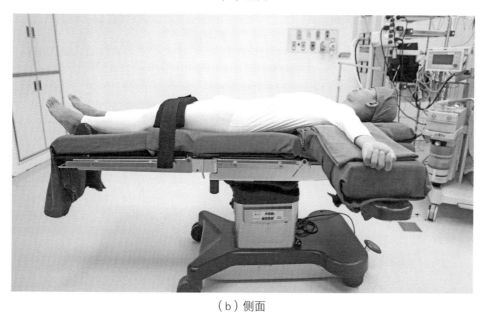

（b）侧面

图 2-34 乳腺手术体位

（二）用物准备

头枕或头圈 1 个、托手板 2 个、约束带 1 条、沙袋或自制肩垫若干、软枕 1 个、面罩 1 个、中单 1 块。根据评估情况另备硅胶肩垫、膝枕、足跟垫（1 对）等（图 2-35）。

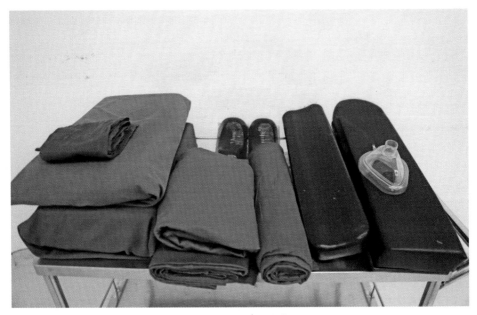

图 2-35　用物准备

（三）手术床准备
同标准仰卧位。

（四）摆放流程
（1）患者入手术室，核对患者信息，协助患者移至手术床上，取平卧位，做好保暖工作，并用约束带固定下肢。

要点：约束带固定在距离膝关节上方 5 cm 处，松紧适宜，以能容纳一指为宜，以防腓总神经损伤。

（2）头部置于头枕或头圈并处于中立位置，头枕高度适宜。协助患者将病患服解开，暴露患侧上肢同时检查患者皮肤情况。

（3）健侧上肢放置在托手板上，托手板上放置中单。患侧的托手板上放置软枕（图 2-36）。

要点：掌面向上，远端关节略高于近端关节，有利于上肢肌肉韧带放松和静脉回流。肩关节外展不超过 90°，以免损伤臂丛神经。

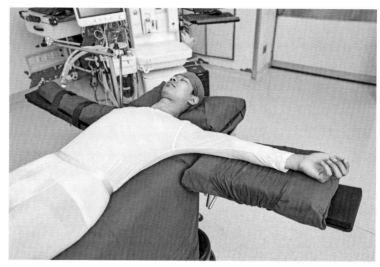

图 2-36　上肢放置

（4）麻醉后，手术医师、麻醉医师、巡回护士再次核查患者信息、手术部位。三方协作，在患侧肩胛部垫肩垫。

要点：3人协作应步调一致，手术医师抬高患侧肩胛部，麻醉医师保护头部及气管插管，巡回护士垫肩垫（图 2-37）。根据需要将患者身体往患侧稍微移动，充分暴露腋窝。将患者头偏向健侧，并用面罩固定头部（耳朵置于面罩内）（图 2-38）。

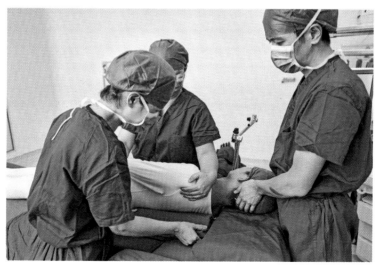

图 2-37　垫肩垫

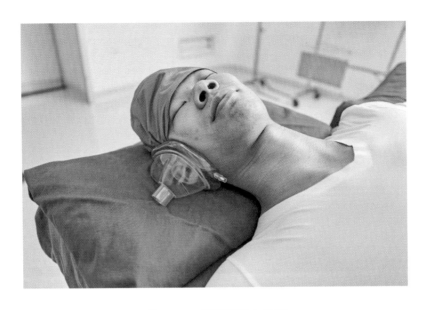

图 2-38　用面罩固定头部

（5）将患者上肢放置在置有软枕的托手板上。

要点：患者上肢与身体保持在同一水平线上（图 2-39）。

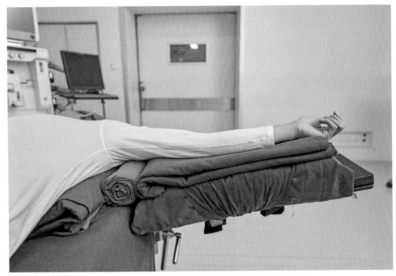

图 2-39　患者上肢与身体保持在同一水平线上

（6）根据需要在膝下垫膝枕，在足下垫足跟垫。

要点：膝部呈屈膝状，维持生理功能位。足跟悬空。

（7）放置头架。

要点： 头架固定器应固定在健侧，并略倾向于头部，便于手术医生操作，其他要求同标准仰卧位（图2-40）。

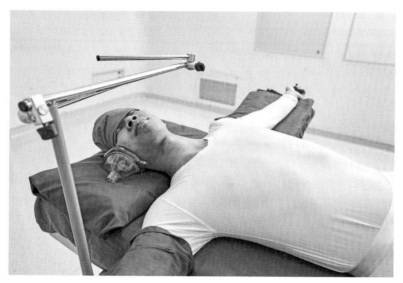

图2-40　放置头架

（8）放置器械托盘。

要点： 放置托盘时，高度要合适，避免足趾受压。同时注意托盘周边金属是否接触患者皮肤，防止电灼伤。

（9）做好眼睛护理。

第三章

侧 卧 位

侧卧位是将患者向一侧自然侧卧，头部侧向健侧方向，双下肢自然屈曲，前后分开放置，双臂自然向前伸展，患者脊柱处于水平线上，保持生理弯曲的一种体位。适用手术包括：颅、肺、食管、侧胸壁、肾、输尿管、髋关节等部位的手术。不同部位的手术对侧卧位的要求不一样，故以下侧卧位都是在标准侧卧位的基础上演变而来。

第一节　胸侧卧位

一、适用手术

胸侧卧位适用于胸外科如胸腔镜下肺叶切除术、后纵隔手术、食管手术等（图 3-1）。

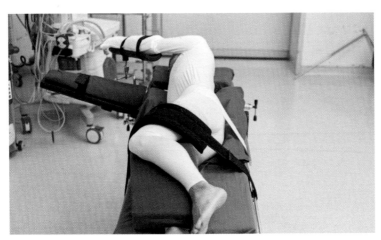

（a）纵向

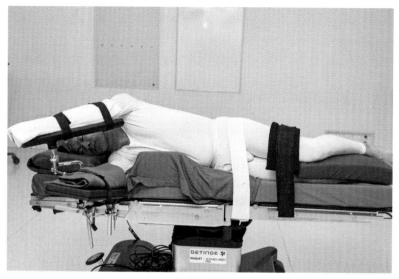

（b）正面

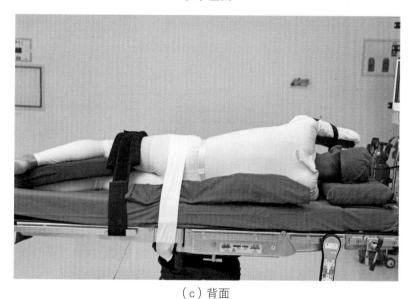

（c）背面

图 3-1　胸侧卧位

二、用物准备

头枕或头圈 1 个、胸垫 1 个、下肢支撑垫 1 个、可调节托手架 1 个、托手板 1 个、医用胶布若干、约束带 1 条、中单 2 块。根据评估情况备泡沫敷料（图 3-2）。

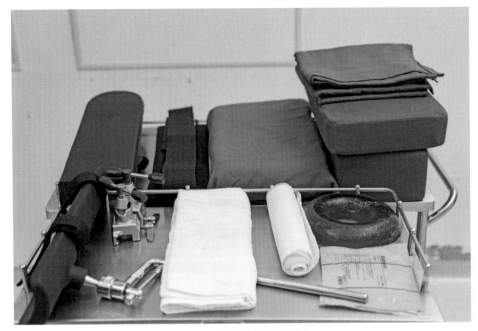

图 3-2　胸侧卧位用物准备

三、手术床准备

床单位要平整、干燥、柔软。横单根据需要铺置在合适位置（横单上缘平肩峰），便于抬高患者。

四、摆放流程

（1）患者入手术室，核对患者信息，协助患者移至手术床上，取平卧位，做好保暖工作，用约束带临时固定下肢。

要点： 约束带固定在距离膝关节上方 5 cm 处，松紧适宜，以能容纳一指为宜，以防腓总神经损伤。

（2）头部垫头枕或头圈；放置托手板于健侧上肢，托手板上放置中单，并将可调节托手架固定在健侧头端（图 3-3）。协助患者将病患服解开，暴露患侧上肢用于血压监测，同时检查患者皮肤情况。

要点： 头枕高度平下侧肩高，使颈椎处于水平位置。

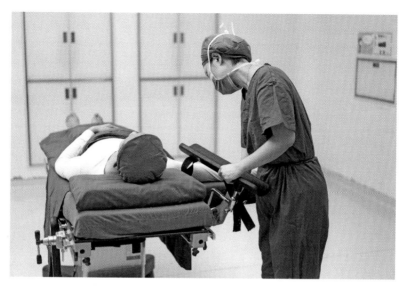

图 3-3　将可调节托手架固定在健侧头端

（3）麻醉后，进行眼睛护理（图 3-4）。三方再次核对患者信息、手术部位。

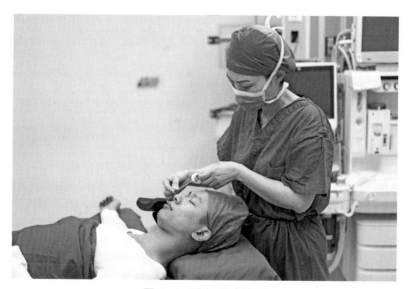

图 3-4　进行眼睛护理

（4）根据省力原则，将手术床降至合适位置（图 3-5）。

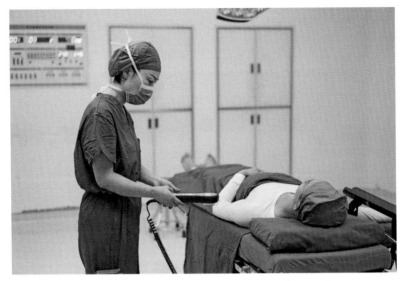

图 3-5　根据省力原则，将手术床降至合适位置

（5）手术医师、麻醉医师、巡回护士协作，在腋下距肩峰 10 cm 处垫胸垫。

要点: 2 名手术医师站在患者两侧，利用横单抬高患者；麻醉医师负责保护患者头部和气管插管；巡回护士站在患者背侧，将胸垫垫在正确位置（图 3-6）。

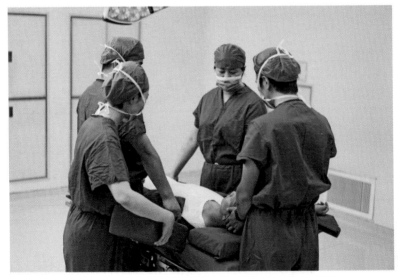

（a）2 名手术医师站在患者两侧，利用横单抬高患者

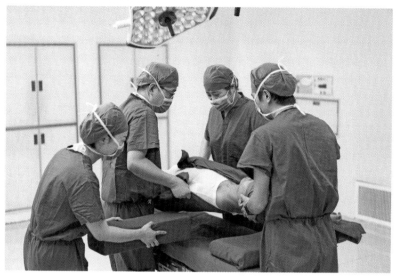

（b）麻醉医师负责保护患者头部和气管插管

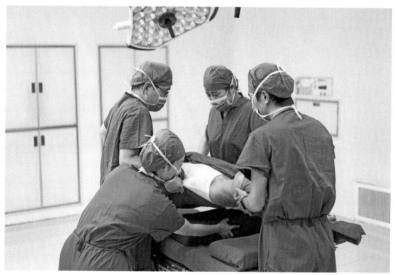

（c）巡回护士站在患者背侧，将胸垫垫在正确位置

图 3-6　垫胸垫

（6）患者取 90° 侧卧位，同时嘱手术医师扶住患者身体及患侧上肢。皮肤受压处应拉平床单位（图 3-7）。

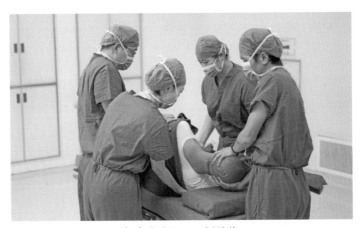

（a）患者取 90° 侧卧位

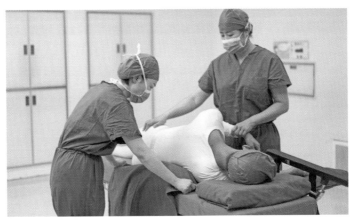

（b）手术医师扶住患者身体及患侧上肢

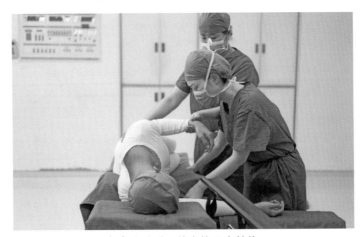

（c）皮肤受压处应拉平床单位

图 3-7　取 90° 侧卧位

　　要点：患者翻至 90° 过程中，手术医师和麻醉医师步调应一致，避免患者颈椎受损。如食管手术需要摆置侧俯卧位时，取侧俯卧位 135°（图 3-8）。

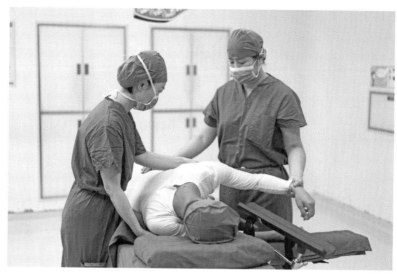

图 3-8　食管手术需要摆置侧俯卧位时，取侧俯卧位 135°

　　（7）巡回护士将患者上肢屈曲呈抱球状放置在可调节托手架上，并铺置中单，固定，健侧上肢放置在托手板上（图 3-9）。拉伸健侧手臂，检查手臂有无受压（图 3-10）。

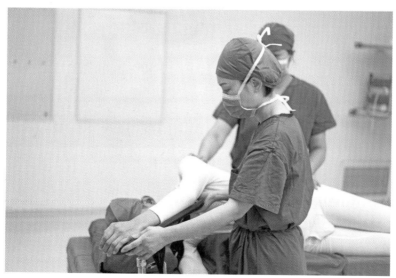

（a）巡回护士将患者上肢屈曲呈抱球状放置在可调节托手架上

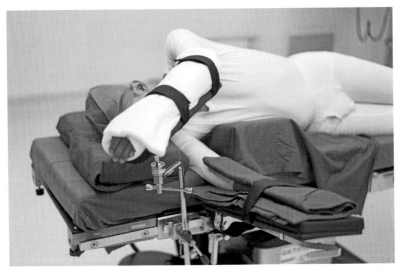

（b）铺置中单，固定

图 3-9　安置双上肢

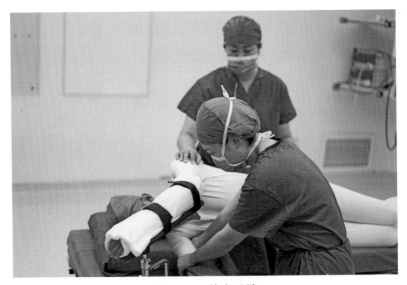

图 3-10　检查手臂

　　要点：患侧上肢可根据手术需要适度外展，充分暴露腋窝，远端关节稍低于近端关节，健侧上肢远端关节高于近端关节，共同维持胸廓自然舒展；如为 90° 侧卧位，保持两肩连线和手术台呈 90°；检查健侧上肢皮肤有无与金属接触，防止电灼伤；可调节托手架支撑杆位置，确保下方有足够空间，便于麻醉医师操作（图 3-11）。

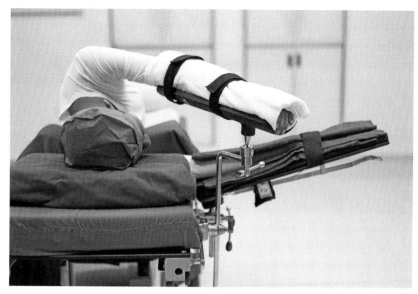

图 3-11 支撑杆位置合适

（8）双下肢自然屈曲约 45°，前后分开放置，用下肢支撑垫置于两腿之间（图 3-12）。

要点：保持两腿呈跑步位，上侧下肢屈曲 45°，下侧下肢伸直。

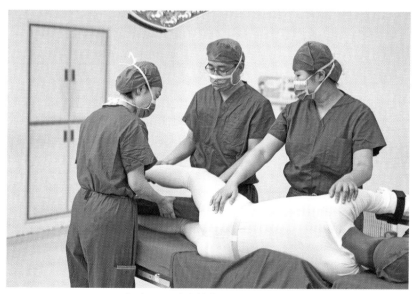

（a）用下肢支撑垫置于两腿之间

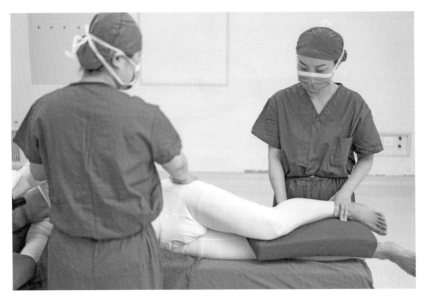

（b）下侧下肢伸直

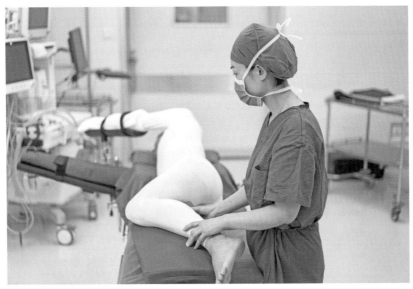

（c）上侧下肢屈曲 45°

图 3-12　调整双下肢

（9）用约束带固定双下肢（图 3-13）。

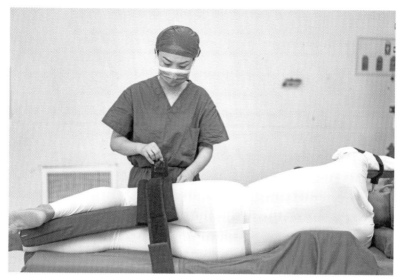

图 3-13 用约束带固定双下肢

要点：下肢固定避开膝外侧，距膝关节上方或下方 5 cm 处，避免腓总神经损伤。

（10）用医用胶布固定骨盆（图 3-14）。

要点：将医用胶布一端交给手术医师，由腹侧拉向背侧。医用胶布粘贴在患者髂前上棘下方肌肉丰富处（避开骨突处）。

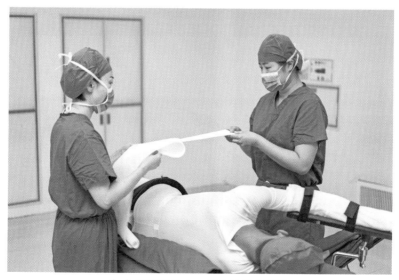

（a）将医用胶布一端交给手术医师

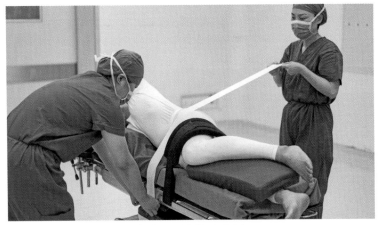

（b）由腹侧拉向背侧

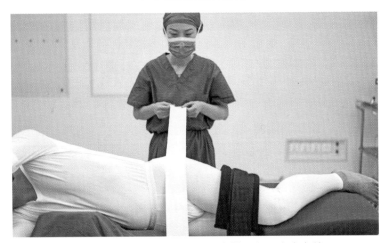

（c）医用胶布粘贴在患者髂前上棘下方肌肉丰富处

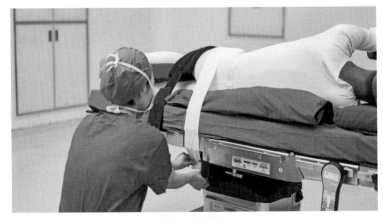

（d）固定胶布

图 3-14　用医用胶布固定骨盆

（11）从上至下，检查头部、手臂、会阴部有无受压，尿管有无打折。检查脊柱是否在同一条水平线上（图3-15）。

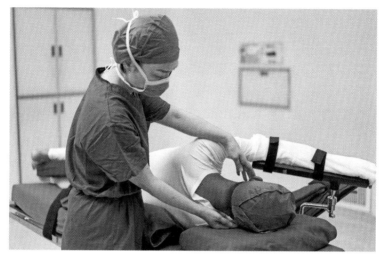

（a）从上至下，检查头部、手臂、会阴部有无受压，尿管有无打折

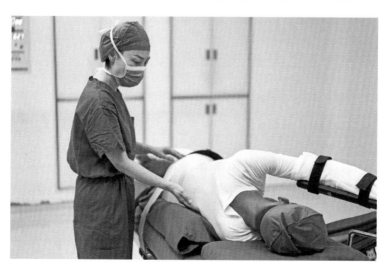

（b）检查脊柱是否在同一条水平线上

图3-15　从上至下检查

（12）放置头架（图3-16）。

要点： 安置在患者背侧，同时略倾向头部，便于手术医师操作。

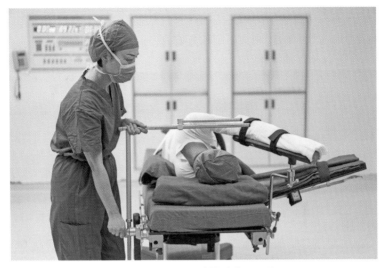

图 3-16　放置头架

（13）放置器械托盘（图 3-17）。

要点：注意保护腿部不受压，皮肤不与金属接触。

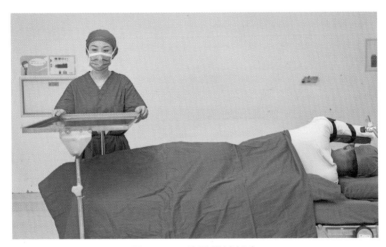

图 3-17　放置器械托盘

其他要点：

（1）注意保护骨突处，根据病情及手术时间建议使用硅胶垫及防压疮敷料，预防手术压疮。

（2）安置后应评估患者脊柱是否在同一条水平线上，脊柱生理弯曲是否变形。

（3）防止健侧眼睛、耳廓及外生殖器（男性患者）受压。

（4）术中调节手术床时需密切观察，防止体位移位，导致重要器官受压。

（5）手术结束后，撕除医用胶布时应采用180°的方向移除，动作应轻柔。

第二节　腰桥式侧卧位

一、适用手术

腰桥式侧卧位适用于肾脏，输尿管中、上段等腰部手术（图3-18）。

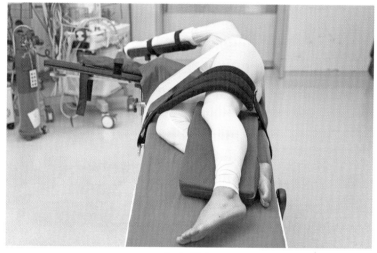

（a）纵向

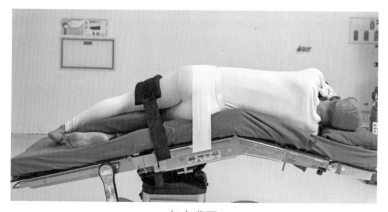

（b）背面

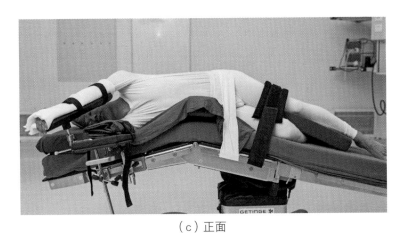

（c）正面

图 3-18　腰桥式侧卧位

二、用物准备

头枕或头圈 1 个、腰垫 1 个、下肢支撑垫 1 个、可调节托手架 1 个、托手板 1 个、医用胶布若干、约束带 1 条、中单 4 块。根据评估情况备泡沫敷料（图 3-19）。

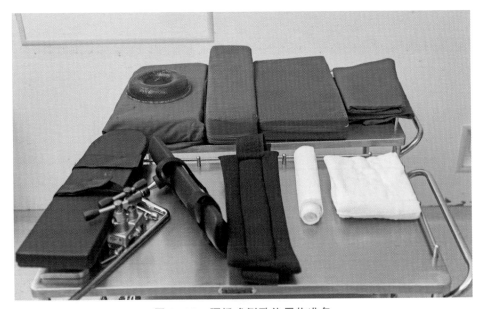

图 3-19　腰桥式侧卧位用物准备

三、手术床准备

床单位要平整、干燥、柔软。横单中点铺置在背板折叠处（图 3-20）。

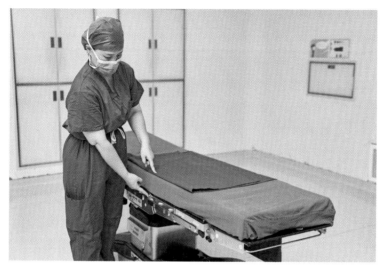

图 3-20　手术床准备

四、摆放流程

（1）患者入手术室，核对患者信息，协助患者移至手术床上，取平卧位，肚脐对准手术床折叠处，做好保暖工作，用约束带临时固定下肢（图 3-21）。

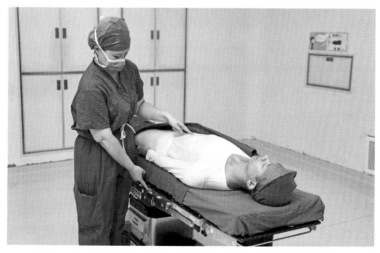

图 3-21　协助患者移至手术床上，肚脐对准手术床折叠处

　　要点：约束带固定在距离膝关节上方5 cm处，松紧适宜，以能容纳一指为宜，以防腓总神经损伤。

　　（2）放置托手板于健侧上肢，托手板上放置中单，并将可调节托手架固定在健侧头端。协助患者将病患服解开，暴露患侧上肢用于血压监测，同时检查患者皮肤情况（图3-22）。

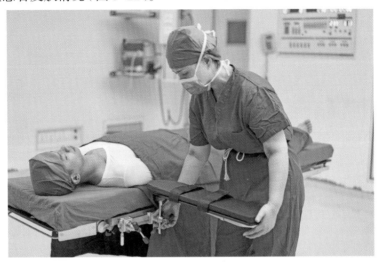

（a）放置托手板于健侧上肢

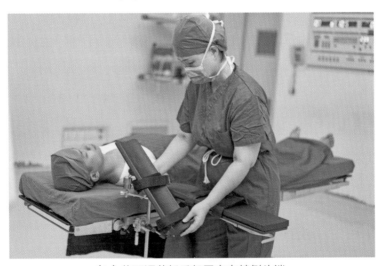

（b）将可调节托手架固定在健侧头端

图3-22　放置托手板和托手架

　　（3）麻醉后，进行眼睛护理。三方再次核对患者信息、手术部位（图3-23）。

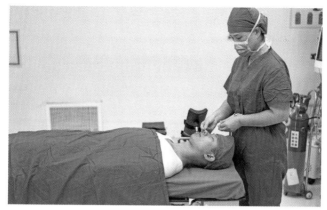

图 3-23　进行眼睛护理

（4）头部垫头枕或头圈；根据省力原则，将手术床降至合适位置（图 3-24）。

要点：头枕高度平下侧肩高，使颈椎处于水平位置。

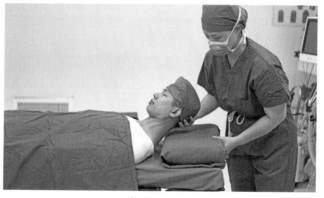

（a）垫头枕

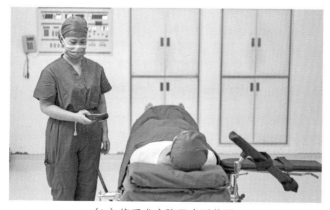

（b）将手术床降至合适位置

图 3-24　垫头枕，降低手术床

（5）手术医师、麻醉医师、巡回护士协作，在患者腰桥处（手术床折叠处）垫腰垫（图3-25）。

要点：2名手术医师站在患者两侧，利用横单抬高患者；麻醉医师负责保护患者头部和气管插管；巡回护士将腰垫垫在正确位置。

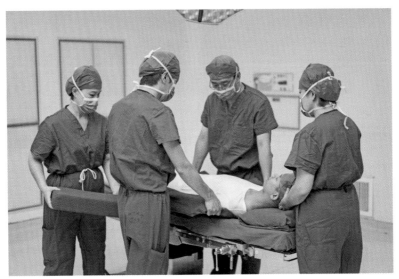

（a）2名手术医师站在患者两侧，麻醉医师负责保护头部和气管插管

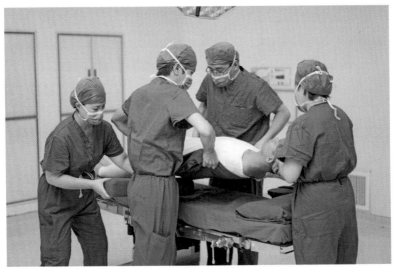

（b）将患者抬高，巡回护士将腰垫垫在腰桥处

图3-25 在患者腰桥处（手术床折叠处）垫腰垫

（6）将患者往患侧床缘移动，再取 90° 侧卧位，同时嘱手术医师扶住患者身体及患侧上肢（图 3-26）。

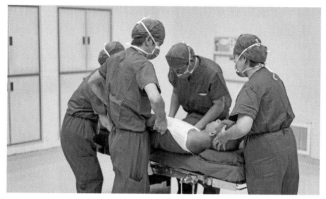

（a）将患者往患侧床缘移动

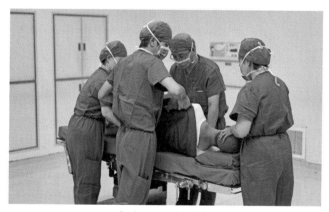

（b）取 90° 侧卧位

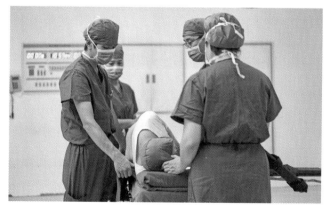

（c）嘱手术医师扶住患者身体及患侧上肢

图 3-26　将患者翻至 90°

要点：患者翻至 90° 过程中，手术医师和麻醉医师步调应一致，避免患者颈椎受损。患者背侧靠近床缘。

（7）巡回护士将双上肢放于托手板和可调节托手架上，并固定。同时皮肤受压处应拉平床单位（图 3-27）。

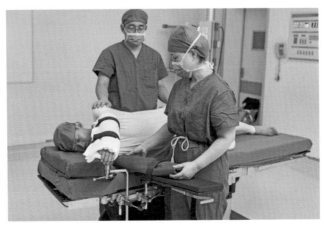

（a）将患者双上肢放于托手板和可调节托手架上，并固定

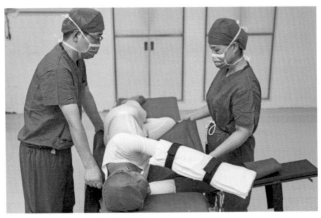

（b）皮肤受压处应拉平床单位

图 3-27　安置双上肢

要点：术侧上肢屈曲呈抱球状置于可调节托手架上，远端关节稍低于近端关节，健侧上肢远端关节高于近端关节，共同维持胸廓自然舒展；两肩连线和手术台呈 90°；检查手臂是否受压；检查健侧上肢皮肤有无与金属接触，防止电灼伤；可调节托手架支撑杆位置合适，确保下方有足够空间，便于麻醉医师操作。

（8）双下肢屈曲约45°错开放置，下侧在前（屈曲45°），上侧在后（伸直），用下肢支撑垫置于两腿之间（图3-28）。

要点：保持两腿呈跑步位，下侧在前（屈曲45°），上侧在后（伸直）。

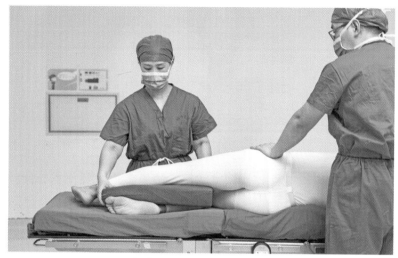

（a）双下肢自然屈曲约45°

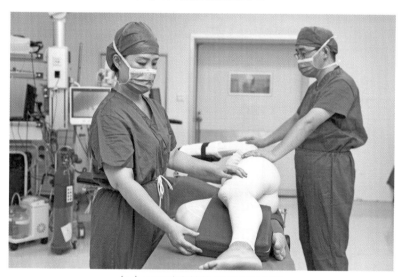

（b）用下肢支撑垫置于两腿之间

图3-28 调整双下肢

（9）用约束带固定双下肢（图3-29）。

要点：下肢固定避开膝外侧，距膝关节上方或下方5 cm处，避免腓总神经损伤。

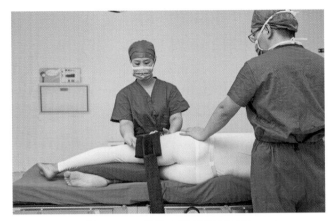

图 3-29　用约束带固定双下肢

（10）巡回护士操控遥控器调整腰桥，使患者手术部位充分伸展暴露，注意患者的安全（图 3-30）。

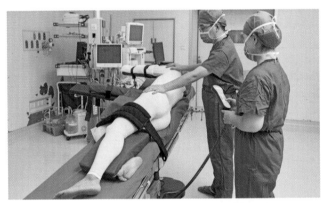

（a）巡回护士操控遥控器调整腰桥

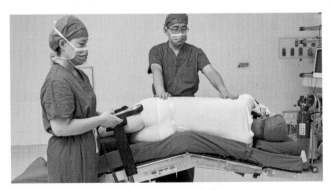

（b）注意患者的安全

图 3-30　调整腰桥

　　要点：先取头高脚低，再放下背板呈头低位，两者交替、循序进行，使腰部充分伸展，呈折刀位，使患者凹陷的腰区逐渐变平，保持头和躯干的正常关系。

　　（11）用医用胶布固定骨盆（图3-31）。

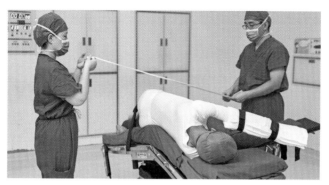

（a）将医用胶布一端交给手术医师

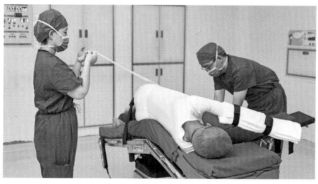

（b）由腹侧拉向背侧

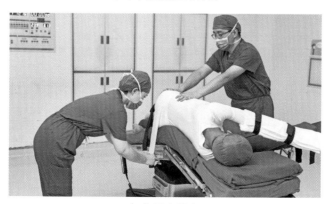

（c）固定胶布

图3-31　用医用胶布固定骨盆

　　要点：将医用胶布一端交给手术医师，由腹侧拉向背侧。医用胶布粘贴在患者髂前上棘下方肌肉丰富处（避开骨突处）。

　　（12）从上至下，检查头部是否悬空，手臂、会阴部有无受压，尿管有无打折。检查脊柱是否在同一条水平线上（图 3-32 ）。

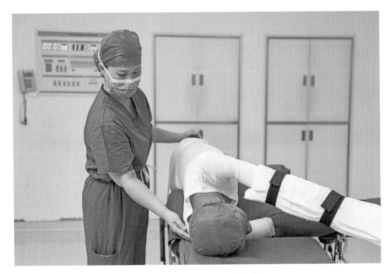

图 3-32　从上至下检查

　　（13）放置头架（图 3-33 ）。

　　要点：安置在患者背侧，同时略倾向头部，便于手术医师操作。

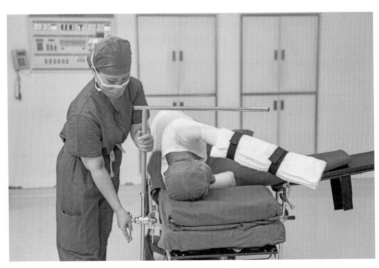

图 3-33　放置头架

（14）放置无横杆器械托盘（图3-34）。

要点： 注意保护腿部不受压，皮肤不与金属接触。

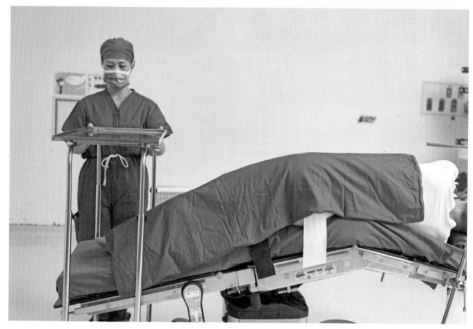

图3-34　放置无横杆器械托盘

其他要点：

（1）缝合切口前及时将腰桥复位，复位时应循序渐进。

（2）其余同胸侧卧位。

第三节　髋关节手术体位

一、适用手术

髋关节手术体位适用于人工髋关节置换术，如：股骨头无菌性坏死、髋臼关节骨折合并髋关节后脱位等的手术（图3-35）。

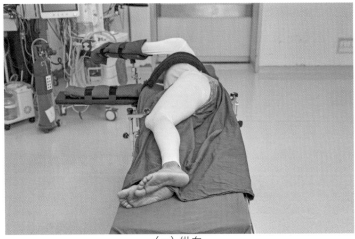

（a）纵向

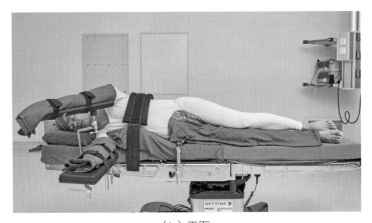

（b）正面

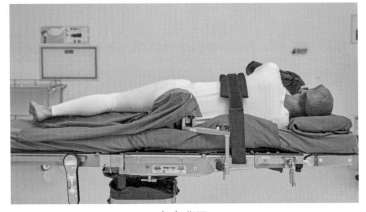

（c）背面

图 3-35　髋关节手术体位

二、用物准备

头枕或头圈 1 个、腋垫 1 个、可调节托手架 1 个、托手板 1 个、骨盆固定器 1 套、约束带 1 条、中单 4 块、3L 透明敷贴 3 条、小海棉垫或泡沫敷料（图 3-36）。

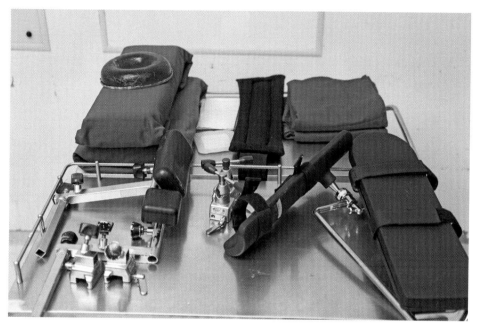

图 3-36　用物准备

三、手术床准备

同胸侧卧位。

四、摆放流程

（1）患者入手术室，核对患者信息，协助患者移至手术床上，取平卧位，做好保暖工作，用约束带临时固定下肢。

要点：约束带要求同标准仰卧位第 1 点。

（2）头部垫头枕或头圈；放置托手板于健侧上肢，托手板上放置中单，并将可调节托手架固定在健侧头端。协助患者将病患服解开，暴露患侧上肢用于血压监测，同时检查患者皮肤情况（图 3-37）。

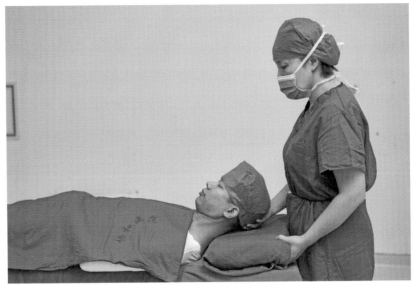

（a）头部垫头枕或头圈

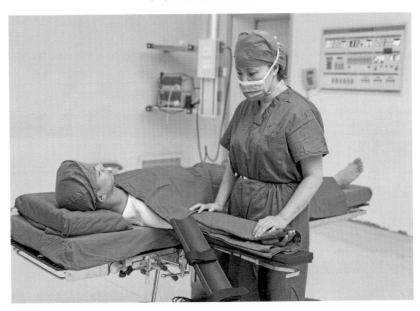

（b）放置托手板及托手架

图3-37　垫头垫，放置托手板及托手架

要点：头枕高度平下侧肩高，使颈椎处于水平位置。

（3）麻醉后，进行眼睛护理。三方再次核对患者信息、手术部位（图3-38）。

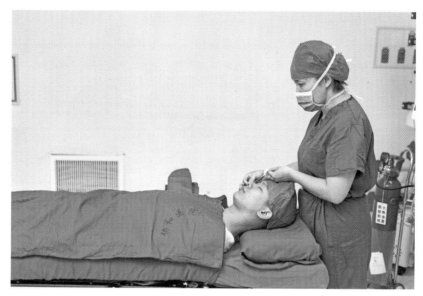

图 3-38 进行眼睛护理

（4）根据省力原则，将手术床降至合适位置。

（5）手术医师、麻醉医师、巡回护士协作，在腋下距肩峰 10 cm 处垫腋垫（图 3-39）。

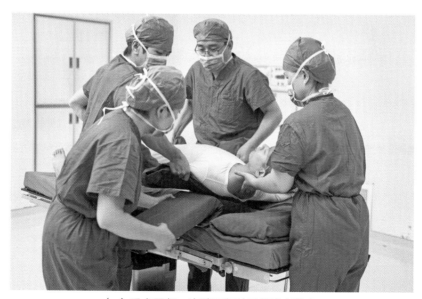

（a）手术医师、麻醉医师共同将患者抬高

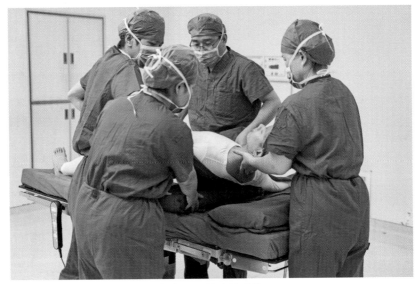

（b）巡回护士垫腋垫

图 3-39　垫腋垫

要点：手术医师 2 名站在患者两侧，利用横单抬高患者；麻醉医师负责保护患者头部和气管插管；巡回护士站在患者背侧，将腋垫垫在正确位置。

（6）患者于手术床中央取 90° 侧卧位，同时嘱手术医师扶住患者身体及患侧上肢。患者皮肤受压处应拉平床单位（图 3-40）。

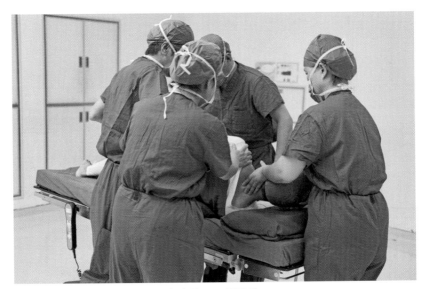

（a）取 90° 侧卧位

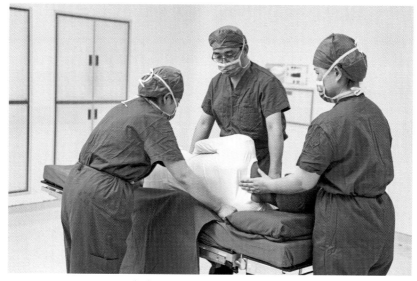

（b）皮肤受压处应拉平床单位

图 3-40　取 90° 侧卧位

要点：患者翻至 90° 过程中，手术医师和麻醉医师步调应一致，避免患者颈椎受损。

（7）安放骨盆固定器，一侧先固定在骶尾处，固定时固定器关节处于同一水平线（图 3-41）。

要点：骨盆固定器固定的位置应用小海棉垫或泡沫敷料，保护受压皮肤。

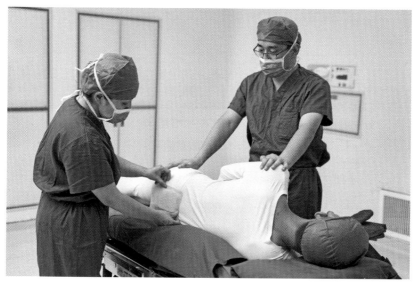

（a）固定的位置应用小海棉垫或泡沫敷料保护受压皮肤

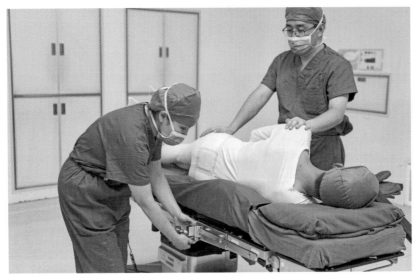

（b）调整骨盆固定器

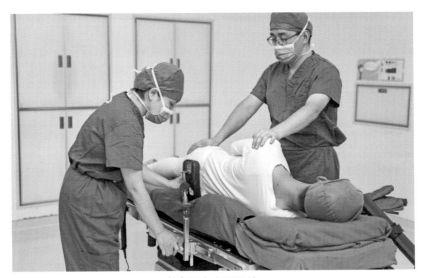

（c）固定在骶尾处

图 3-41　安放骨盆固定器

（8）巡回护士将患者上肢屈曲呈抱球状放置在可调节托手架上，并铺置中单，固定。健侧上肢放置在托手板上。拉伸健侧手臂，检查手臂有无受压（图 3-42）。

要点：患侧上肢可根据外科需要适度外展，充分暴露腋窝，远端关节稍低于近端关节，健侧上肢远端关节高于近端关节，共同维持胸廓自然舒展；

如为 90° 侧卧位，保持两肩连线和手术台呈 90°；检查健侧上肢皮肤有无与金属接触，防止电灼伤；可调节托手架支撑杆位置，确保下方有足够空间，便于麻醉医师操作。

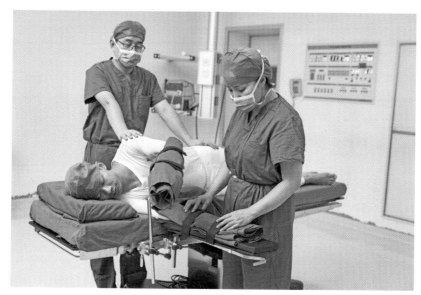

图 3-42　安置双上肢

（9）另外一侧骨盆固定器固定在耻骨联合处（图 3-43）。

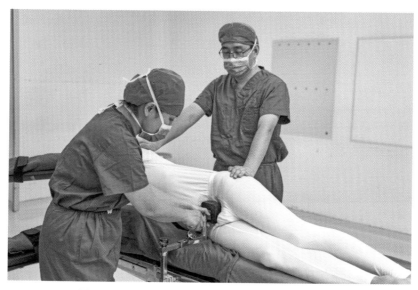

图 3-43　另外一侧骨盆固定器固定在耻骨联合处

（10）在患者腋下约第 4 肋处用约束带固定（图 3-44）。

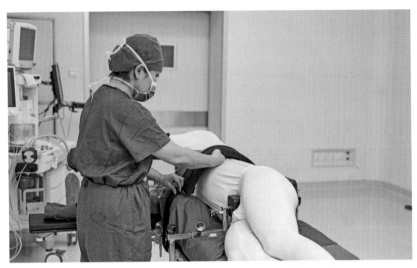

图 3-44　在患者腋下约第 4 肋处用约束带固定

（11）检查患侧下肢活动度（图 3-45）。

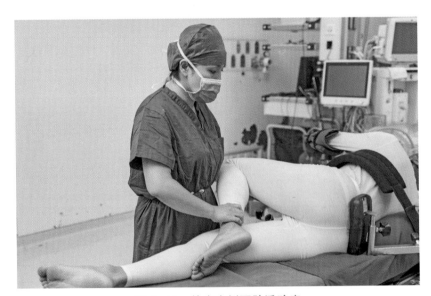

图 3-45　检查患侧下肢活动度

（12）保护会阴部、健侧下肢（图 3-46）。

要点：利用 1 块中单包裹住会阴部，并在边缘用敷贴固定，防止消毒液灼伤会阴部；用中单遮盖健侧下肢。

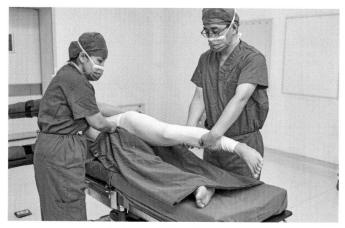

（a）用中单遮盖健侧下肢

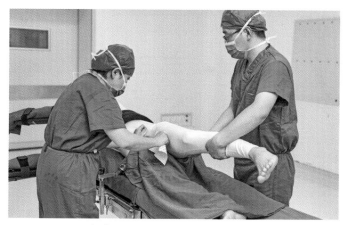

（b）利用1块中单包裹住会阴部

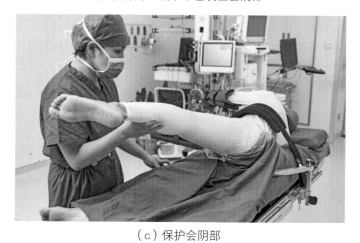

（c）保护会阴部

图 3-46 保护会阴部、健侧下肢

（13）从上至下，检查头部、手臂、会阴部有无受压，尿管有无打折。检查脊柱是否在同一条水平线上（图 3-47）。

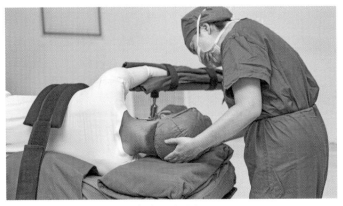

（a）检查头部

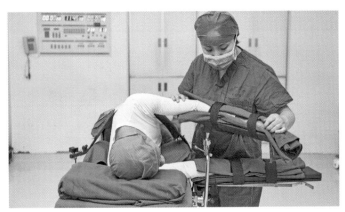

（b）检查手臂

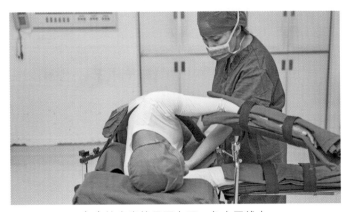

（c）检查脊柱是否在同一条水平线上

图 3-47　从上至下检查

（14）放置头架（图 3-48）。

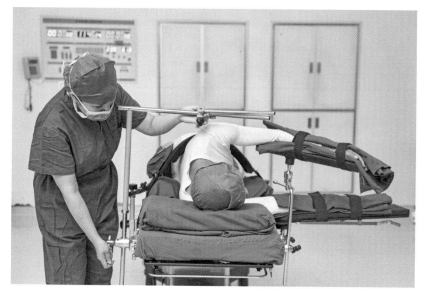

图 3-48　放置头架

其他要点：

（1）评估患者胸部及下侧髋部固定的稳定性，避免手术中体位移动，影响术后两侧肢体长度对比。

（2）其余同胸侧卧位。

第四节　颅脑手术侧卧位

一、适用手术

颅脑手术侧卧位适用于颅脑手术，如颞部手术、桥小脑角手术、三叉神经微血管减压术等（图 3-49）。

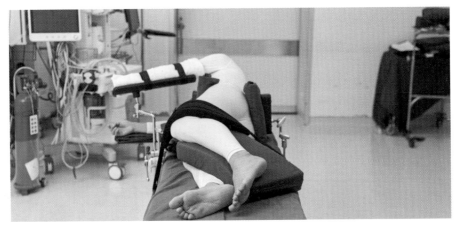

（a）纵向

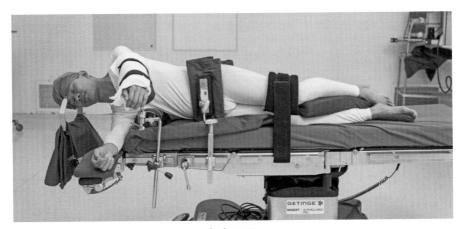

（b）正面

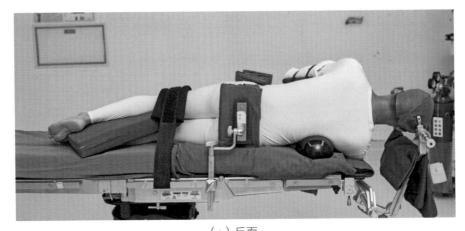

（c）反面

图 3-49　颅脑手术侧卧位

二、用物准备

颅脑头架 1 副、胸垫 1 个、下肢支撑垫 1 个、可调节托手架 1 个、F 形托手板 1 个、托手板 1 个、骨盆固定器 1 套、医用胶布若干、约束带 1 条、中单 4 块。根据评估情况备泡沫敷料（图 3–50）。

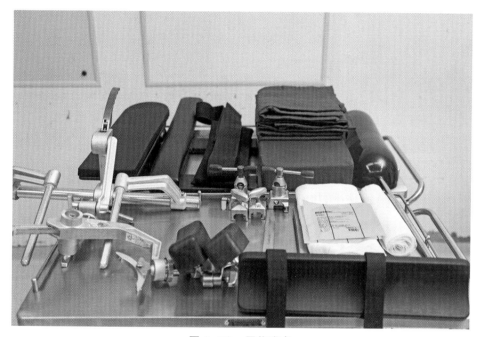

图 3–50　用物准备

三、手术床准备

同胸侧卧位。

四、摆放流程

（1）患者入手术室，核对患者信息，协助患者移至手术床上，取平卧位，做好保暖工作，用约束带临时固定下肢。

要点：约束带要求同标准仰卧位第 1 点。

（2）放置托手板于健侧上肢，托手板上放置中单。协助患者将病患服解开，暴露患侧上肢用于血压监测，同时检查患者皮肤情况（图 3–51）。

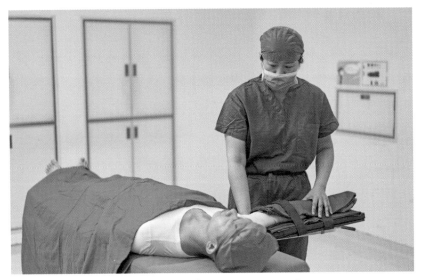

图 3-51　放置托手板于健侧上肢

（3）麻醉后，进行眼睛护理。三方再次核对患者信息、手术部位（图 3-52）。

要点：利用红霉素眼膏及透明敷贴进行眼睛护理。

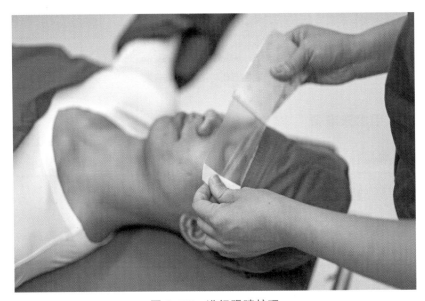

图 3-52　进行眼睛护理

（4）放置 F 形托手板于床板下（图 3-53）。

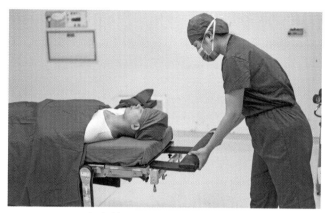

（a）放置 F 形托手板于床板下

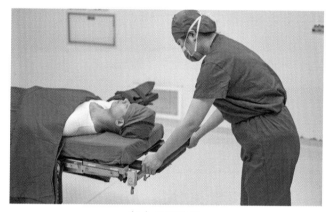

（b）调整位置

图 3-53　放置 F 形托手板

（5）根据省力原则，将手术床降至合适位置（图 3-54）。

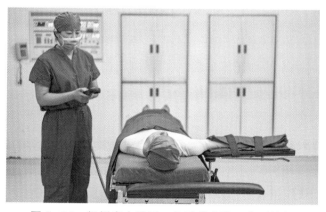

图 3-54　根据省力原则，将手术床降至合适位置

（6）手术医师、麻醉医师、巡回护士协作，将患者向头端移动，肩膀出床缘约 10 cm，将健侧上肢放置在 F 形托手板上（图 3-55）。

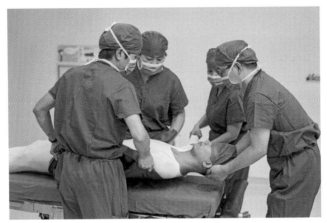

（a）将患者向头端移动

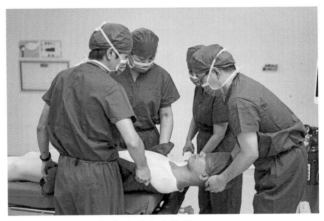

（b）肩膀出床缘约 10 cm

图 3-55 将患者移至合适位置

要点：1 名手术医师托住头部，麻醉医师保护气管插管和血管通路，另外一名手术医师和巡回护士利用横单移动患者。

（7）整体移动患者至患侧床缘（图 3-56），再取患者 90° 侧卧位或侧俯卧位，使患者的后背靠近床缘（图 3-57）。同时嘱手术医师抬高患者上半身，巡回护士在腋下距肩峰 10 cm 处垫胸垫，胸垫的上缘平床缘（图 3-58）。同时嘱手术医师扶住患者身体及患侧上肢。

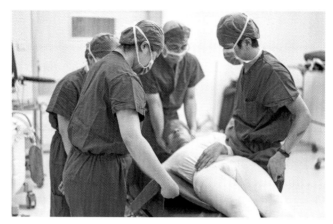

图 3-56　整体移动患者至患侧床缘

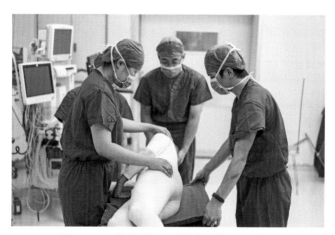

图 3-57　取患者 90° 侧卧位或侧俯卧位

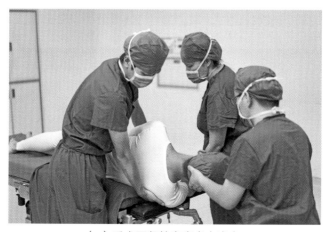

（a）手术医师抬高患者上半身

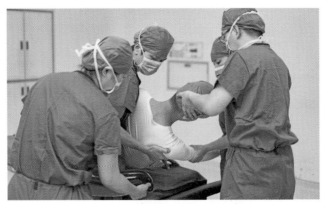

（b）巡回护士负责垫胸垫

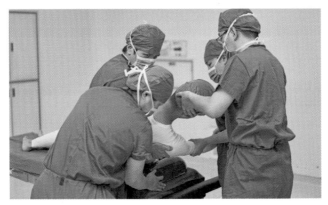

（c）胸垫上缘平床缘

图 3-58　垫胸垫

　　要点：患者翻至 90° 过程中，步调应一致，避免患者脊柱受损。如桥小脑角手术需要摆置侧俯卧位时，取侧俯约 120°（图 3-59）。

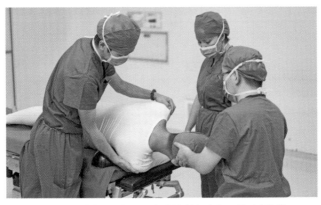

图 3-59　桥小脑角手术需要摆置侧俯卧位，取侧俯约 120°

（8）双下肢约45°自然屈曲，前后分开放置，用下肢支撑垫置于两腿之间（图3-60）。

要点：保持两腿呈跑步位，上侧下肢屈曲45°，下侧下肢伸直。

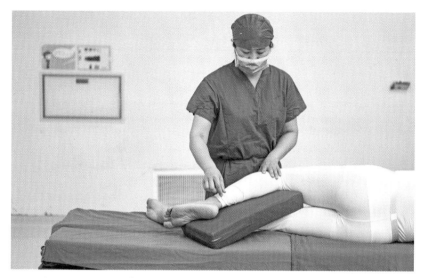

图3-60　双下肢约45°自然屈曲，用下肢支撑垫置于两腿之间

（9）用约束带固定双下肢（图3-61）。

要点：下肢固定应避开膝外侧，置于距膝关节上方或下方5 cm处。

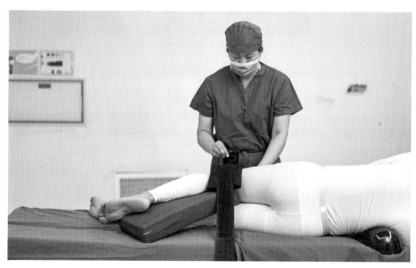

图3-61　用约束带固定双下肢

（10）安放骨盆固定器，一侧先固定在骶尾处（图3-62），另外一侧在安

放之前先将器械托盘的固定螺丝安置好，便于之后安放器械托盘（图 3-63），
接着将骨盆固定器固定在耻骨联合处（图 3-64）。

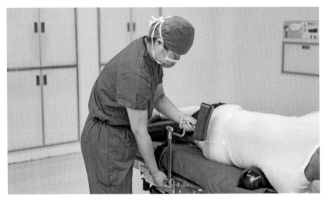

（a）调整骨盆固定器位置

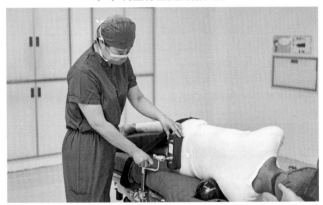

（b）一侧先固定在骶尾处

图 3-62　安放骨盆固定器

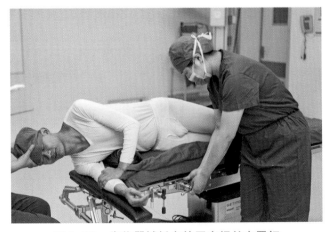

图 3-63　先将器械托盘的固定螺丝安置好

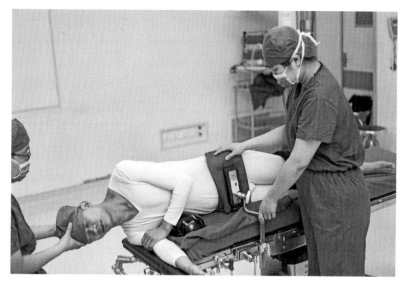

图 3-64　将骨盆固定器固定在耻骨联合处

　　要点：骨盆固定器固定的位置根据情况可用小海棉垫或泡沫敷料，保护受压皮肤。

　　（11）巡回护士将患侧上肢屈曲呈抱球状放置在可调节托手架上，并铺置中单，固定（图 3-65）。健侧上肢放置在 F 形托手板上并铺上中单（图 3-66）。检查健侧手臂有无受压、悬空（图 3-67）。

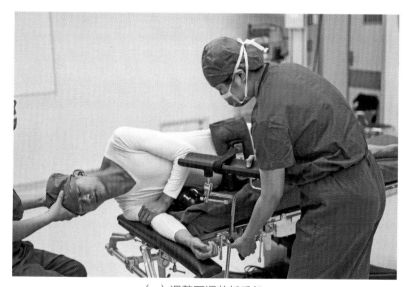

（a）调整可调节托手架

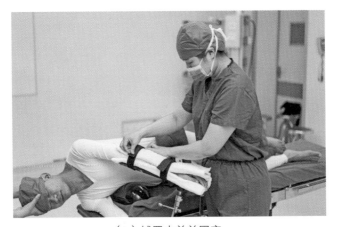

（b）铺置中单并固定

图 3-65　固定患侧上肢

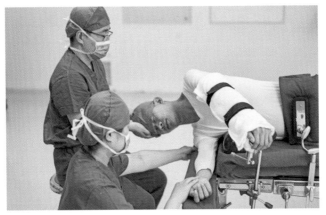

图 3-66　健侧上肢放置在 F 形托手板上并铺上中单

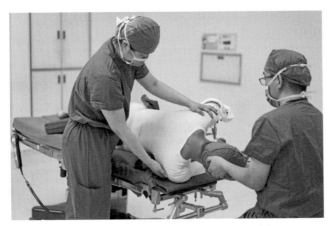

图 3-67　检查健侧手臂有无受压、悬空

要点：患侧上肢往下拉伸（必要时用医用胶布或绷带拉伸），充分暴露切口，避免肩膀往头端下垂，远端关节稍低于近端关节，健侧上肢远端关节高于近端关节，共同维持胸廓自然舒展；检查患侧上肢皮肤有无与金属接触，防止电灼伤，注意不能使托手架顶住患者，且不悬空（图 3-68）；检查可调节托手架支撑杆位置，确保下方有足够空间，便于麻醉医师操作。

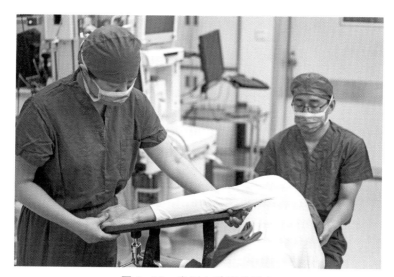

图 3-68　患侧上肢安放要点

（12）从上至下，检查头部、手臂、会阴部有无受压，尿管有无打折。检查脊柱是否在同一条水平线上（图 3-69）。

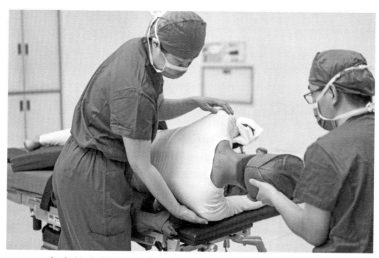

（a）检查头部、手臂、会阴部有无受压，尿管有无打折

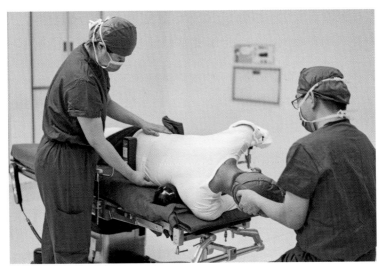

（b）检查脊柱是否在同一条水平线上

图 3-69　从上至下检查

（13）由主刀医生和助手安置头架。

（14）安放器械托盘：器械托盘的上缘与切口保持 40 cm 左右距离，高度与患者保持一个掌心的距离（以不影响外科医生操作及显微镜的使用为宜）（图 3-70）。

要点：注意皮肤不与金属接触。

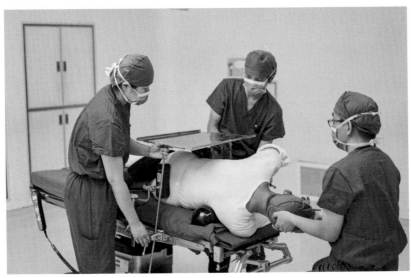

（a）器械托盘上缘与切口保持 40 cm 左右距离

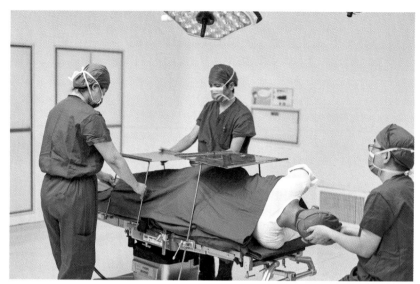

（b）器械托盘高度与患者保持一个掌心的距离

图 3-70　安放器械托盘

（15）用略干的酒精棉球塞耳朵（图 3-71 ）。

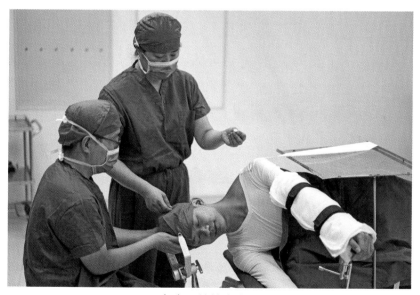

（a）酒精棉球略干

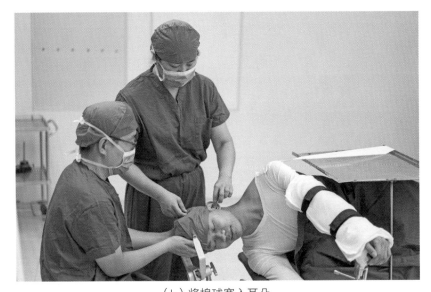

（b）将棉球塞入耳朵

图 3-71　用酒精棉球塞耳朵

（16）用中单保护颅脑头架（图 3-72）。

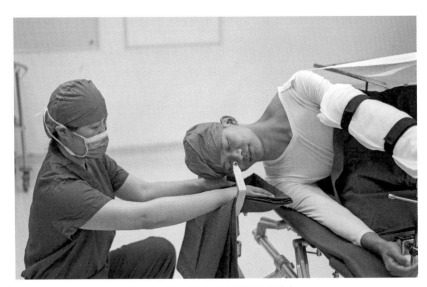

图 3-72　用中单保护颅脑头架

其他要点：

（1）根据需要牵拉患者肩部，一端牵拉肩部，另外一端固定在器械托盘上，并注意保护牵拉部位的皮肤（图 3-73）。

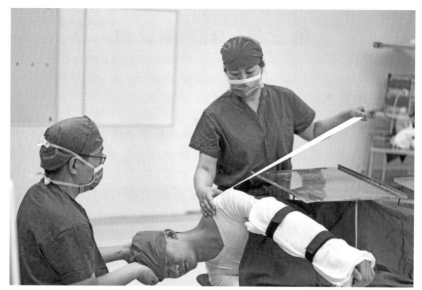

（a）一端牵拉肩部

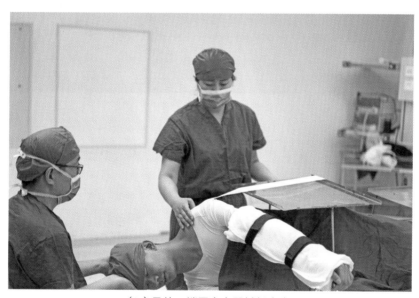

（b）另外一端固定在器械托盘上

图 3-73　根据需要牵拉患者肩部

（2）其余同胸侧卧位。

第五节　45°侧卧位

一、适用手术

45°侧卧位适用于侧肋间入路手术，如胸腔镜下瓣膜置换或成形术、房间隔缺损修补术、心房肿物切除术、前纵隔肿物切除术等（图 3-74）。

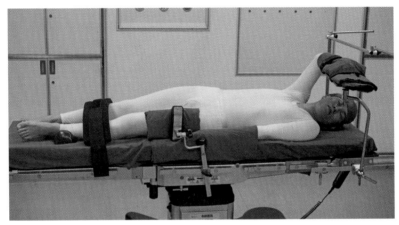

（a）正面

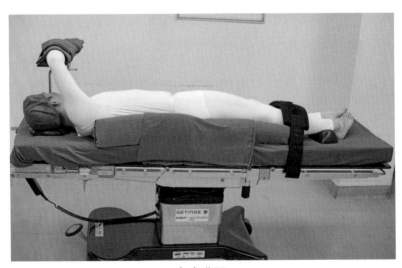

（b）背面

图 3-74　45°侧卧位

二、用物准备

头圈 1 个、胸垫 1 个、足跟垫 2 个、可调节托手架 1 个、托手板 1 个、约束带 1 条、中单 2 块。根据患者自身皮肤情况备泡沫敷料（图 3-75）。

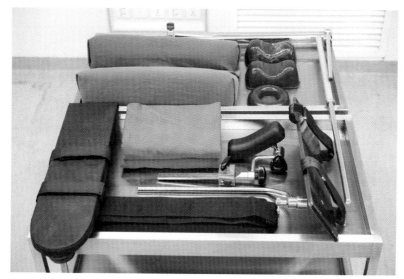

图 3-75　用物准备

三、手术床准备

床单位要平整、干燥、柔软。横单根据需要铺置在合适位置（横单上缘平肩胛骨下缘），便于抬高患者。

四、摆放流程

（1）患者入手术室，手术医师、麻醉医师、巡回护士共同核对患者信息，协助患者移至手术床上，做好保暖工作，取平卧位，协助患者将病患服解开，同时检查患者皮肤情况，用约束带临时固定双下肢。

要点：约束带要求同标准仰卧位第 1 点。

（2）头部垫头圈，托手板上放置中单，健侧上肢放置于托手板上，便于建立静脉通道（图 3-76）。

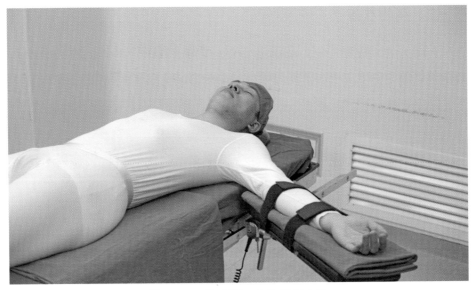

图 3-76　垫头圈，安放健侧上肢

（3）麻醉后，进行眼睛护理。手术医师、麻醉医师、巡回护士再次核对患者信息及手术部位。

（4）将手术床调至合适高度以便于摆放体位。

（5）手术医师、麻醉医师、巡回护士协作，在术侧胸背部、臀部沿手术床纵轴平行垫胸垫，同时应注意保持皮肤受压处床单位平整（图 3-77）。

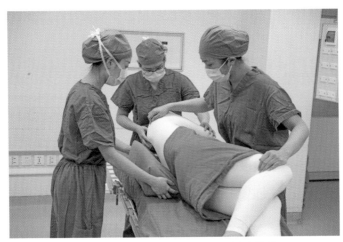

（a）手术医师、麻醉医师、巡回护士协作

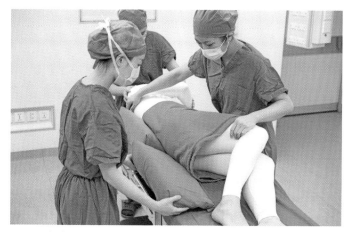

（b）在术侧胸背部、臀部沿手术床纵轴平行垫胸垫

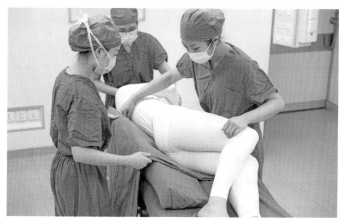

（c）保持皮肤受压处床单位平整

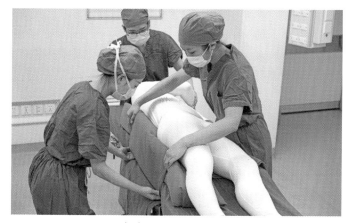

（d）用横单固定胸垫

图 3-77 垫胸垫

要点：麻醉医师负责保护患者头部和气管插管，巡回护士和手术医师站在患者两侧，三方翻身步调一致并利用横单抬高患者，同时嘱手术医师扶住患者身体及术侧上肢，巡回护士沿手术床纵轴平行垫胸垫，使术侧胸部垫高约 45°。

（6）患侧下肢用自制软垫支撑。

（7）为不影响手术助手操作，应将健侧上肢用横单固定于身体侧（图3-78）。然后将可调节托手架固定在左侧头端，并铺置中单。巡回护士将患者术侧上肢用棉垫保护后屈曲呈功能位放置于可调节托手架上，固定（图3-79）。

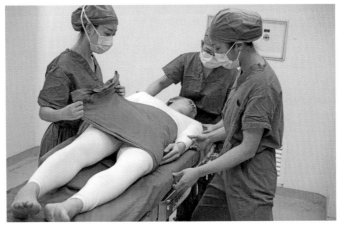

（a）将健侧上肢置于身体侧

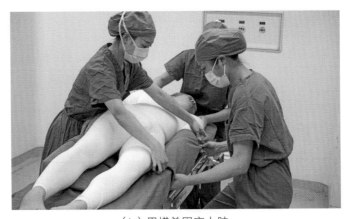

（b）用横单固定上肢

图 3-78　固定患者健侧上肢

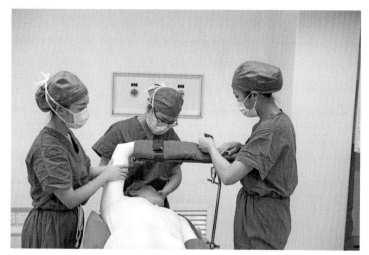

（a）将患者术侧上肢用棉垫保护

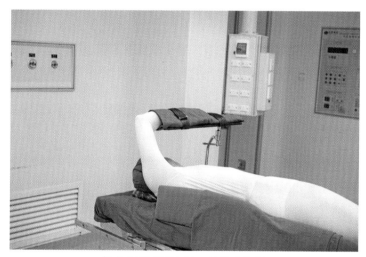

（b）固定术侧上肢，并适度外展

图 3-79 固定患者术侧上肢

要点：患者术侧上肢可根据外科需要适度外展（防止臂丛神经损伤），充分暴露腋窝，共同维持胸廓自然舒展，健侧上肢掌心朝向身体侧，横单固定于床垫下，检查皮肤有无与金属接触，防止电灼伤。

（8）双下肢自然伸直，足下垫足跟垫（图 3-80）。

要点：足跟悬空。

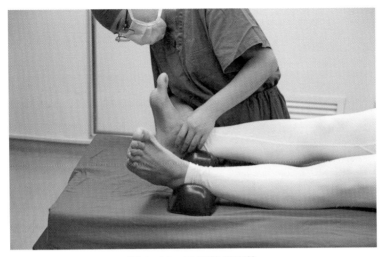

图 3-80　足下垫足跟垫

（9）用约束带固定下肢（图 3-81）。

要点：下肢固定应避开膝外侧，置于距膝关节下方 5 cm 处，避免腓总神经损伤。

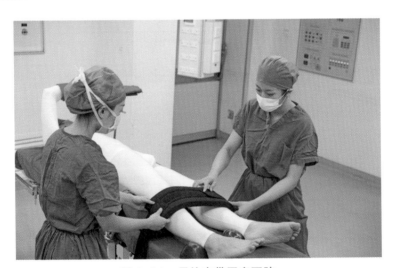

图 3-81　用约束带固定下肢

（10）从上至下检查头部、手臂、双下肢有无受压，检查脊柱是否在同一水平线上。

（11）放置 L 形头架（图 3-82）。

要点：安置在患者术侧头部上方。

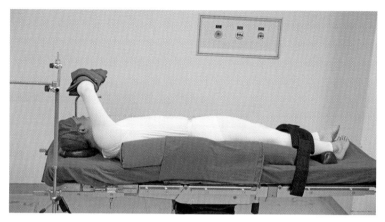

图 3-82　放置 L 形头架

（12）放置器械托盘。

要点：放置托盘时，高度要合适，防止足趾受压。

其他要点：

（1）注意保护骨隆突处，根据病情及手术时间，建议使用硅胶垫及防压疮敷料，预防手术压疮。

（2）上肢固定不宜过紧，预防骨筋膜室综合征。

（3）防止耳廓受压。

（4）术中调节手术床时需要密切观察，防止体位移位。必要时在健侧大腿上端用挡板固定（图 3-83）。

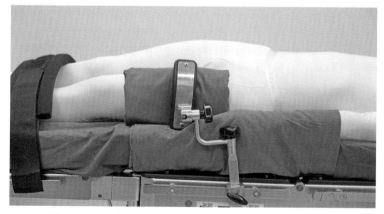

图 3-83　在健侧大腿上端用挡板固定，防止体位移位

（5）注意术侧上肢必须包好，避免身体直接接触头架，导致电烧伤。保持前臂稍微抬高，避免肘关节过度屈曲或上举，防止损伤桡神经、尺神经。

第四章

截 石 位

截石位是指患者仰卧，双腿置于腿架上，臀部移至床边，最大限度地暴露会阴部，多见于肛肠手术、泌尿系统手术和妇科手术。

第一节　标准截石位

一、适用手术

标准截石位适用于会阴部手术、泌尿系统手术等，如阴道手术、阴式子宫切除术、前列腺电切术、输尿管碎石术等（图4-1）。

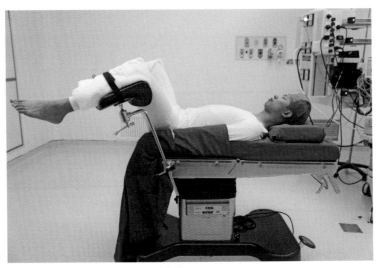

（a）侧面

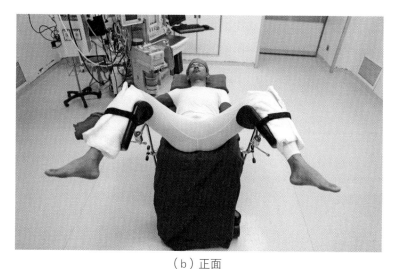

（b）正面

图 4-1　标准截石位

二、用物准备

头枕或头圈 1 个、截石位腿架 1 对、托手板 1 个、厚棉垫 2 块、中单 1 块。根据评估情况另备硅胶腿垫 2 个、肩托 2 个（图 4-2）。

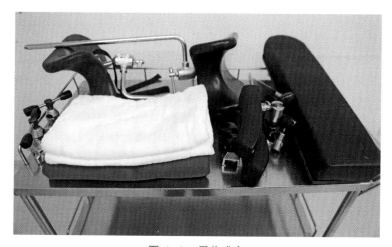

图 4-2　用物准备

三、手术床准备

床单位要平整、干燥、柔软。横单应铺置在手术床背板与腿板折叠处，便于固定上肢和搬运患者。另外根据需要在横单上铺置防水垫（先铺置黄色防水垫，再铺置中单，见图4-3）。

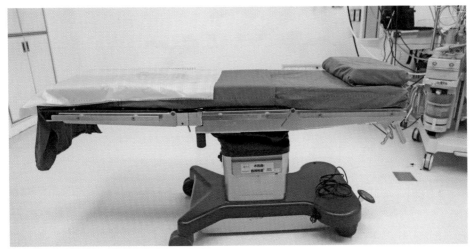

（a）铺置黄色防水垫

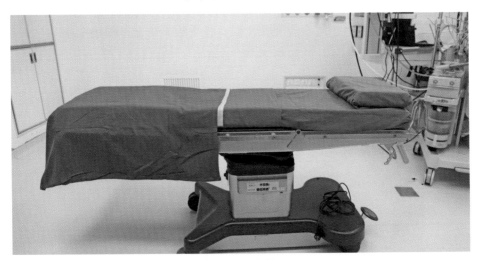

（b）铺置中单

图4-3　手术床准备

四、摆放流程

（1）患者入手术室，核对患者信息，协助患者移至手术床上，取平卧位，做好保暖工作，用约束带临时固定下肢。

要点：下肢固定避开膝外侧，距膝关节上方或下方5 cm处，避免腓总神经损伤。

（2）向下平移患者，使患者骶尾部超出手术床背板与腿板折叠处合适位置，并取下头板或将头板往下折叠（图4-4）。

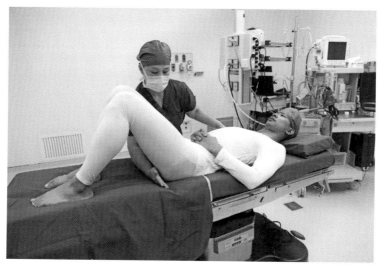

（a）协助患者向下平移至合适位置

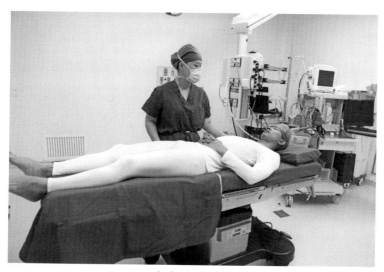

（b）取平卧位

图4-4 向下平移患者

（3）头部置头枕或头圈并处于中立位置，头枕高度适宜。协助患者将病患服解开，暴露其中一上肢用于血压监测，同时检查患者皮肤情况。

（4）根据静脉通路需要正确安置托手板（如静脉通道建立在左上肢，托

手板放置在左侧），托手板上放置中单，将其中一上肢外展置于托手板上
（图4-5）。

要点：掌心朝向身体侧，肘部微屈，用横单在肘关节上1/2的位置固
定。同时保证血压计管道不打折且不压在患者身体处。另外上肢避免接触
金属物品，以防电灼伤。

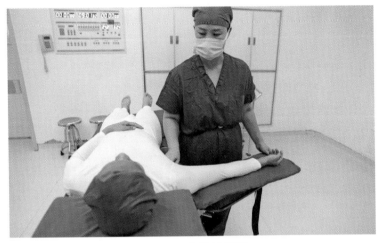

图4-5　安置托手板

（5）另外一上肢安置袖带后，将此上肢固定在身体侧（图4-6）。

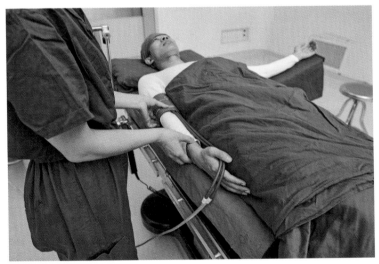

图4-6　另一上肢安置袖带后固定在身体侧

要点：同标准仰卧位第 4 点。

（6）安置截石位腿架，根据患者情况调节两侧腿架的高度、角度，准备棉垫或硅胶腿垫（图 4-7）。

要点：在近髋关节平面放置截石位腿架，并固定牢固。

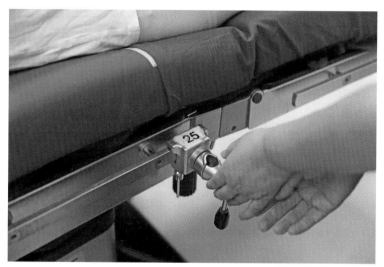

（a）固定器安置在近髋关节平面

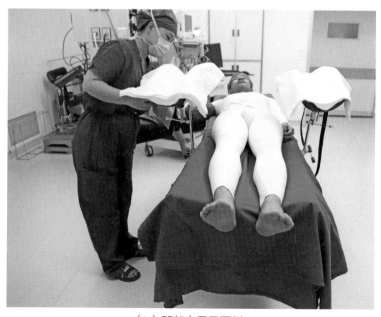

（b）腿架安置于两侧

图 4-7　安置截石位腿架

（7）在麻醉诱导前，巡回护士将患者双下肢安置在腿架上，在生理限度内两腿尽量外展并贴近身体，询问患者感受，并用约束带固定双下肢。如离手术开始还有一段时间，可将双下肢恢复到自然状态（图 4-8）。

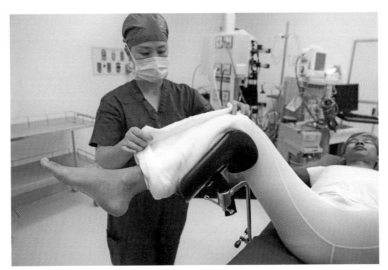

（a）将双下肢安置在腿架上

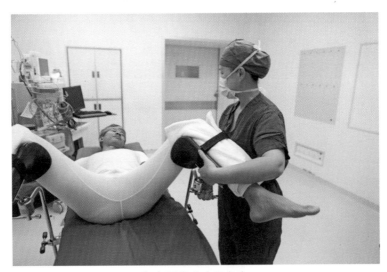

（b）调整高度和角度

图 4-8　将患者双下肢安置在腿架上

要点：双下肢外展应小于 90°，遵循 T-K-O 原则（足尖、膝关节、对侧肩呈一条直线，见图 4-9）；调节腿托，使之与患者小腿完全贴合，腘窝不受压

（图 4-10）。约束带松紧适宜，避免影响下肢血液循环，同时避开腓总神经。

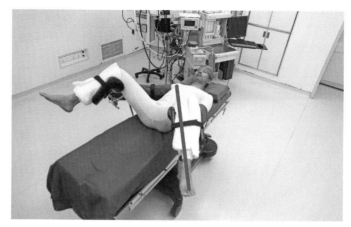

图 4-9　遵循 T-K-O 原则

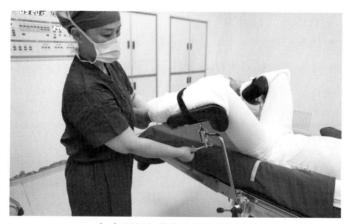

（a）腿托与患者小腿完全贴合

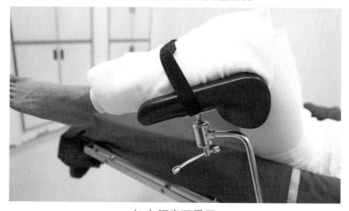

（b）腘窝不受压

图 4-10　调节腿托

（8）根据需要在患者肩膀处放置肩托，并用棉垫保护皮肤（图4-11）。

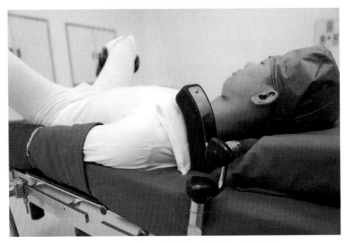

图 4-11　放置肩托并用棉垫保护皮肤

要点：棉垫与皮肤之间应有二指间隙，勿过紧密。

（9）取下手术床腿板或者通过遥控器将腿板调整至合适位置。根据手术方式调整手术床的水平位（图4-12）。

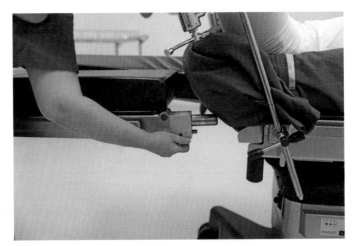

图 4-12　取下手术床腿板

（10）放置头架。

要点：头架应固定在下颌上方，充分暴露气管插管，便于麻醉医师管理气道。

（11）做好眼睛护理（图 4-13）。

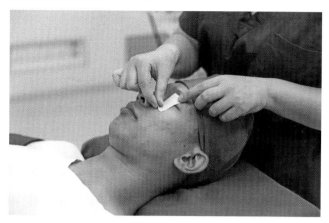

图 4-13 做好眼睛护理

其他要点：

（1）腿架托住小腿及膝部，必要时腘窝处垫体位垫，防止损伤腘窝血管、神经、腓肠肌等。

（2）术中防止重力压迫膝部。

（3）术前充分评估患者髋关节功能状态。

（4）遵循 T-K-O 原则，避免损伤肌肉、神经。

（5）手术结束复位时，双下肢应单独放下，双手扶持慢慢放下，并通知麻醉医师，防止因回心量减少，引起低血压。

（6）阴式子宫手术、腹腔镜子宫手术骶尾部应尽量靠近床缘，便于手术医师操作（图 4-14）。

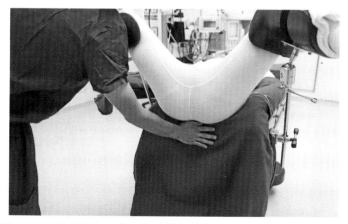

图 4-14 阴式子宫手术、腹腔镜子宫手术骶尾部应尽量靠近床缘

第二节　改良截石位

一、适用手术

改良截石位适用于腹腔镜结直肠手术、腹腔镜全子宫手术等（图4-15）。

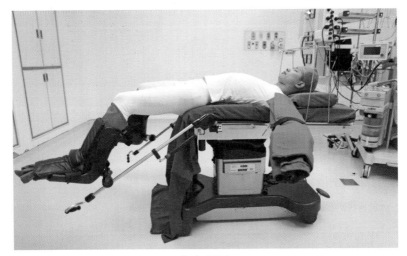

（a）侧面

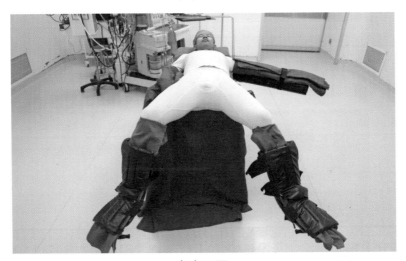

（b）正面

图4-15　改良截石位

二、用物准备

头枕或头圈 1 个、马镫形截石位腿架 1 对、托手板 1 个、手巾 2 块、中单 1 块、硅胶骶尾垫 1 个。根据评估情况另备肩托 2 个（图 4-16）。

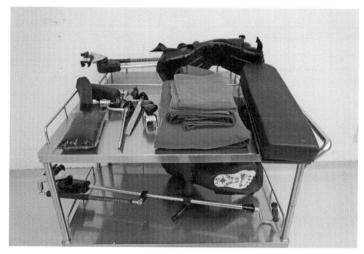

图 4-16　用物准备

三、手术床准备

如为结直肠手术，根据情况先将硅胶骶尾垫放置在床缘，便于暴露术野（图 4-17）。其他要求同标准截石位。

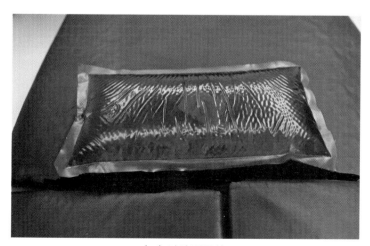

（a）硅胶骶尾垫

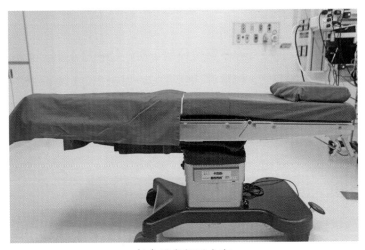

（b）准备好手术床

图 4-17　手术床准备

四、摆放流程

摆放流程（1）～（5）同标准截石位。

（6）安装固定器于平患者髋关节的手术床导轨上，将腿架垂直插入固定器并固定（图 4-18）。

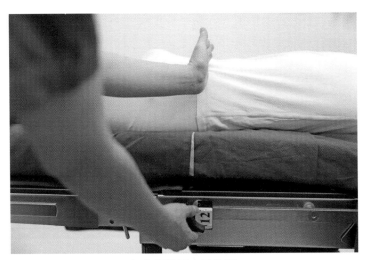

（a）调整固定器位置

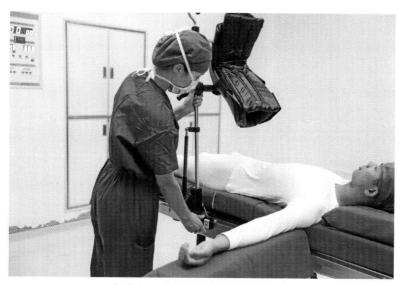

（b）将腿架垂直插入固定器并固定

图 4-18 安装腿架

（7）再次确认臀部突出于手术床边缘约 5 cm 处。

（8）根据患者情况调节两侧腿架的位置（图 4-19）。

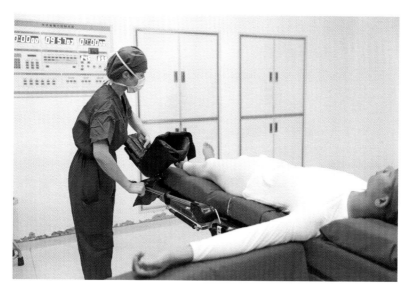

图 4-19 根据患者情况调节两侧腿架的位置

要点：腿架内侧上端与膝关节平行（图 4-20）。

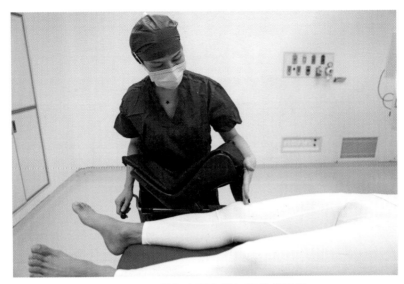

图 4-20　腿架内侧上端与膝关节平行

（9）在腿架上铺置手巾，将患者双下肢安置在腿架上，在生理限度内两腿尽量外展并贴近身体，询问患者感受，并固定双下肢。如离手术开始还有一段时间，可将双下肢恢复到自然状态（图 4-21）。

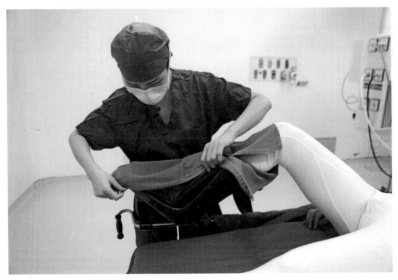

（a）在腿架上铺置手巾

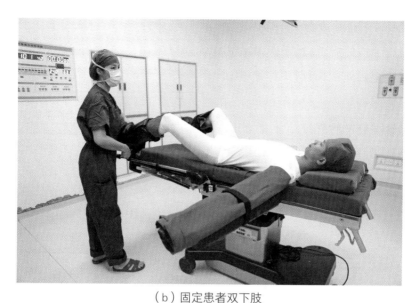

（b）固定患者双下肢

图 4-21 将患者双下肢安置在腿架上

要点：双下肢外展应小于90°，遵循 T-K-O 原则；调节腿托，使之与患者小腿完全贴合，腘窝不受压。约束带松紧适宜，避免影响下肢血液循环，同时避开腓总神经。

（10）根据需要在患者肩膀处放置肩托，并用棉垫保护皮肤（图 4-22）。

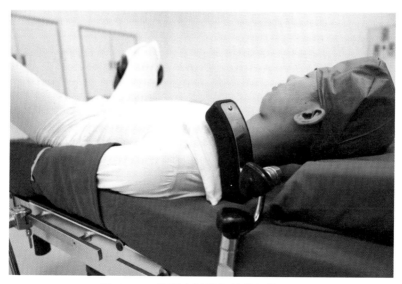

图 4-22 放置肩托并用棉垫保护皮肤

要点：棉垫与皮肤之间应有二指间隙，勿过紧密。

（11）腿架适当抬高，取下手术床腿板或者通过遥控器将腿板调整至合适位置（图4-23）；调节腿架至合适高度和角度（膝关节屈曲，大腿平面略低于腹部水平）（图4-24）。

要点：双下肢外展应小于90°，遵循T-K-O原则；其他要点同标准截石位。

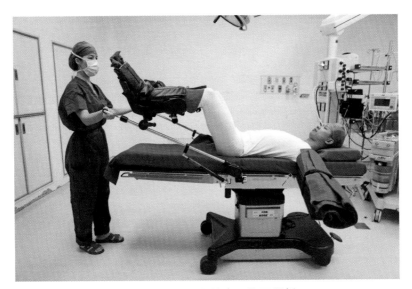

图4-23　将腿架抬高，取下腿板

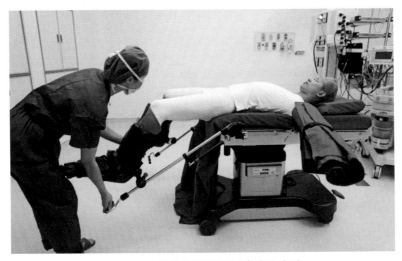

图4-24　调节腿架至合适高度和角度

（12）放置头架。

要点：结直肠手术使用方形头架，置于头部下方（图 4-25）。

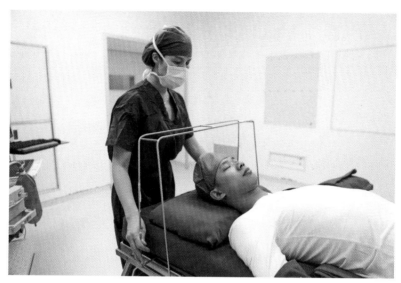

图 4-25　放置头架

（13）根据手术方式调整手术床的水平位（头低脚高位），必要时使用肩托（图 4-26）。

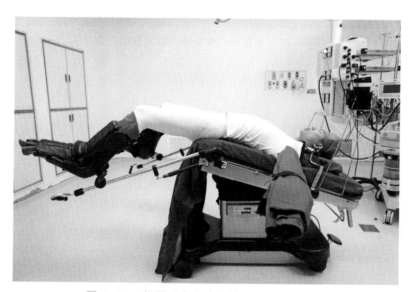

图 4-26　根据手术方式调整手术床的水平位

（14）做好眼睛护理。

其他要点：

（1）腹腔镜妇科手术不需要垫硅胶骶尾垫。两腿之间稍外展，外展角度小于90°，便于助手进行举宫操作；并且要将双上肢置于身体两侧。

（2）垫骶尾垫后腰部处于悬空的，应在腰背部垫一薄枕（图4-27）。

（3）如结直肠手术患者身材短小，宜将双上肢置于身体两侧。

（4）其余同标准截石位。

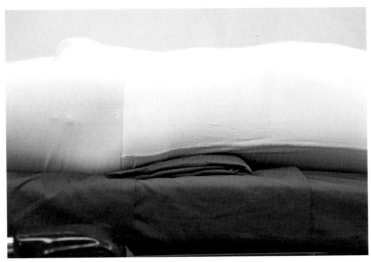

图4-27　在腰背部垫一薄枕以免腰部悬空

第五章

俯 卧 位

俯卧位是指患者俯卧于床面、面部朝下、背部朝上，保证胸腹部最大范围不受压、双下肢自然屈曲的手术体位。适用手术包括头颈部、背部、脊柱、枕后正中入路、四肢背侧等部位的手术。不同部位的手术对俯卧位的要求不一样，故以下俯卧位都是在标准俯卧位的基础上演变而来的。

第一节　胸腰椎后路俯卧位

一、适用手术

胸腰椎后路俯卧位适用于胸椎、腰椎、背部等部位的手术（图 5-1）。

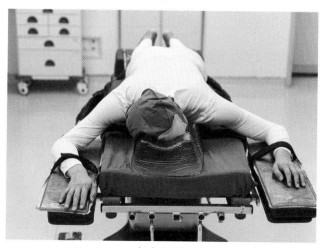

（a）正面

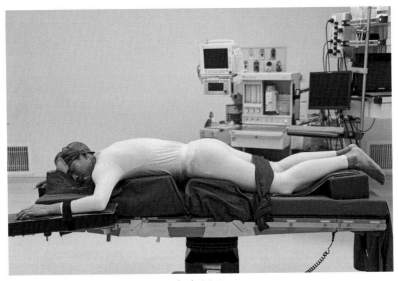

（b）侧面

图 5-1　胸腰椎后路俯卧位

二、用物准备

硅凝胶头垫 1 个、U 形垫 2 个（或者胸垫 1 个、小方垫 2 个）、胫前垫 1
个、托手板 2 个、约束带 1 条、中单数块、3L 透明敷贴。根据评估情况备
泡沫敷料、硅胶垫（图 5-2）。

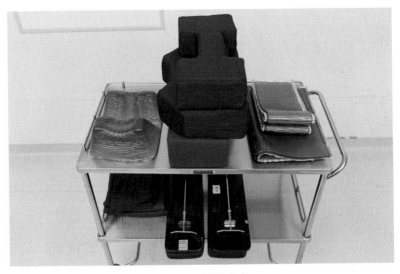

图 5-2　用物准备

三、手术床准备

床单位要平整、干燥、柔软。

四、摆放流程

（1）患者入手术室，核对患者信息，协助患者脱去病患服。

要点：患者不过床，临时安置于转运车上。

（2）根据手术部位和患者体形，选择合适的体位支撑用物，并置于手术床上相应位置；在手术床一侧安置一托手板；根据省力原则，将手术床降至适当位置（图5-3）。

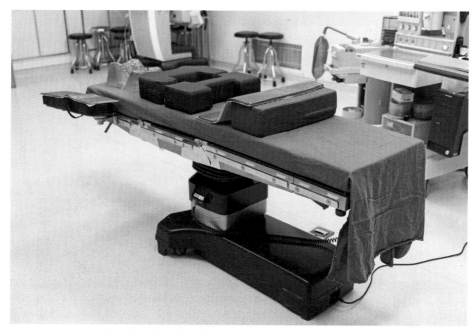

（a）选择合适的体位支撑用物置于手术床上相应位置

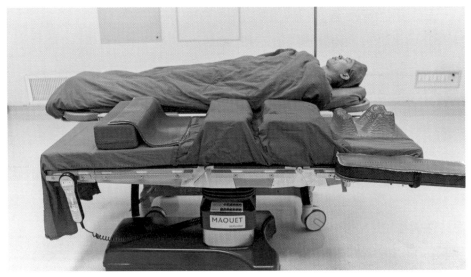

（b）将手术床降至适当位置

图 5-3　放置体位支撑用物

要点：硅凝胶头垫放于头侧，而后依次放置 U 形垫（或胸垫和小方垫）、胫前垫。根据评估情况膝部放置硅胶垫。

（3）患者在转运车上建立血管通路，待麻醉成功后，做好眼睛护理。根据评估情况使用泡沫敷料（图 5-4）。

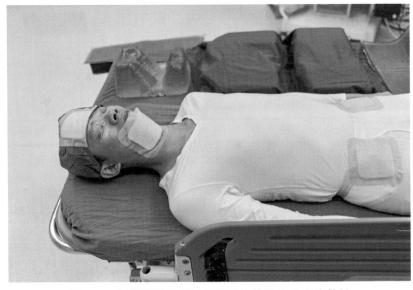

图 5-4　做好眼睛护理并根据评估情况使用泡沫敷料

（4）手术医师、麻醉医师、巡回护士协作完成轴线翻身，将患者从转运车取俯卧位安置于手术床上（图 5-5）。

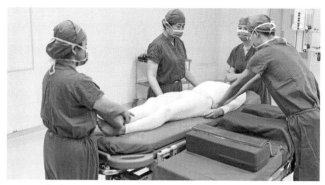

（a）手术医师、麻醉医师、巡回护士共同协作

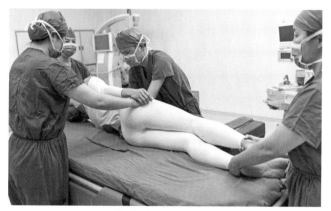

（b）完成轴线翻身

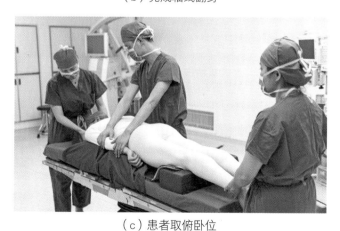

（c）患者取俯卧位

图 5-5　将患者安置于手术床上

要点：手术医师站两侧（患者体形肥胖者，手术床一侧最好有两名医师），其中一名医师位于患者转运车一侧，负责翻身；另外一名医师位于患者手术床一侧，负责把患者接住并移至手术床上；麻醉医师站在患者头部，保护患者头颈部和气管插管；巡回护士负责双侧下肢。由一名医师发出指令，三方步调一致，先让患者身体轴线翻转至90°，然后再轴线翻身至手术床取俯卧位。

（5）巡回护士检查头面部，根据患者脸形调整头托的宽度，将头部置于头托上，头稍微偏向一侧，保持气道通畅，同时保持颈椎呈中立位（图5-6）。

要点：选择前额（眉弓上）、下颌作为支撑点，避免压迫眼部眶上神经、眶上动脉、眼球、颧骨（面神经）、鼻子、口唇等。

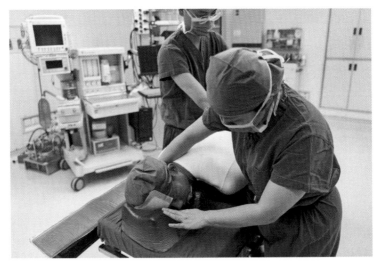

图5-6　患者头稍微偏向一侧，保持气道通畅

（6）调整好两侧托手板，将双上肢沿关节生理旋转方向，自然向前放于托手板上，高度适中，避免指端下垂，并固定（图5-7）。

要点：肘关节处垫海棉垫或硅胶垫，防止尺神经受压；远端关节低于近端关节。

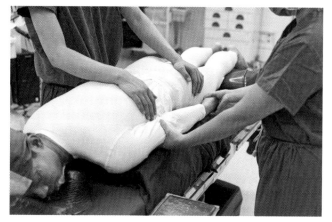

（a）调整好托手板

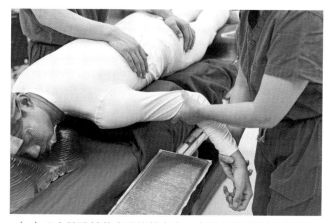

（b）双上肢沿关节生理旋转方向，自然向前放于托手板上

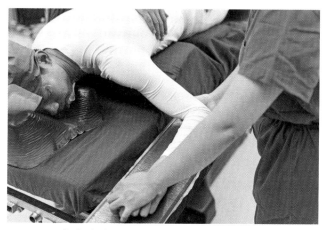

（c）上肢放于托手板上，避免指端下垂

图 5-7 固定双上肢

（7）调整支撑垫的位置，使患者腹部悬空，腋下不受压，并拉平布单；各种管道保持通畅（图5-8）。

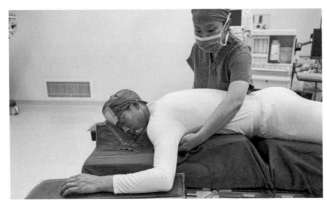

（a）检查腋下不受压、腹部悬空

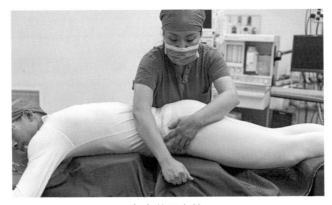

（b）拉平布单

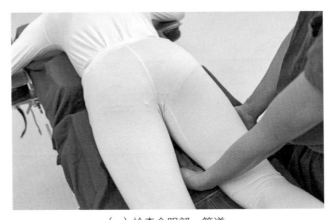

（c）检查会阴部、管道

图5-8　调整支撑垫的位置

要点：选择前胸、肋骨两侧、髂前上棘、耻骨联合作为支撑点；保护男性患者会阴部以及女性患者乳房部；检查各种管道有无打折。

（8）调整双下肢位置，使双髋、双膝关节屈曲于功能位置；小腿下垫胫前垫，使踝关节自然屈曲，足趾悬空（图5-9）。

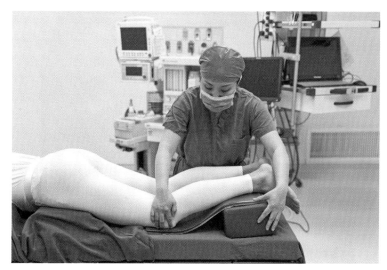

图5-9 调整双下肢位置

要点：避免双膝部悬空，可用硅胶垫保护；双下肢略分开。

（9）用约束带固定双下肢（图5-10）。

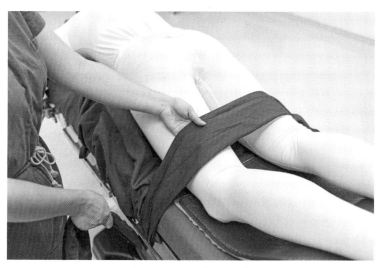

图5-10 固定双下肢

要点：约束带置于膝关节上方 5 cm 处，避开腘窝部。

（10）从上至下，检查头部、手臂、会阴部有无受压，尿管有无打折（图 5-11）。

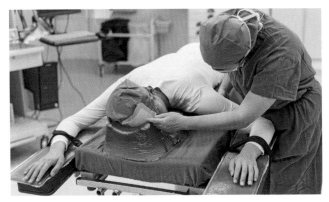

（a）检查头部

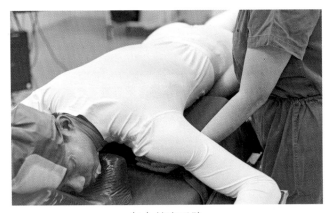

（b）检查手臂

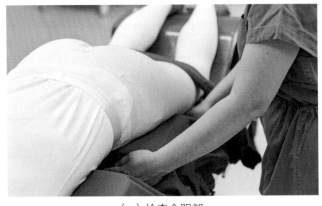

（c）检查会阴部

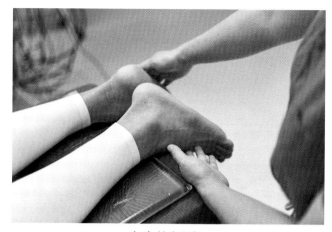

（d）检查足部

图 5-11　从上至下检查

其他要点：

（1）由于脊柱手术常用 C 形臂机进行定位，需要根据情况调整手术床方向，保证 C 形臂机能正常拍片。

（2）部分手术需要将手术部位安置在背板折叠处，通过调整手术床水平位置，充分暴露术野。此时支撑垫应做相应调整。

（3）术中应定时检查患者眼睛、面部等受压部位情况，检查气管插管的位置，确认各管道是否通畅。

（4）为了防止消毒液流至会阴部，可在臀沟处粘贴 3L 透明敷贴（图 5-12）。

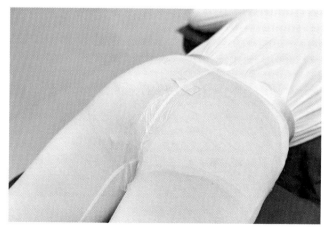

图 5-12　在臀沟处粘贴 3L 透明敷贴，防止消毒液流至会阴部

第二节 后颅凹手术俯卧位

一、适用手术

后颅凹手术俯卧位适用于枕后正中入路、颈椎等部位手术（图 5-13）。

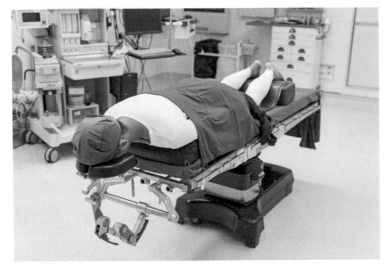

（a）正面

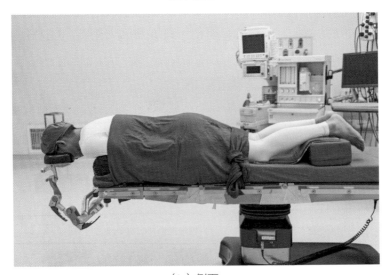

（b）侧面

图 5-13 后颅凹手术俯卧位

二、用物准备

颅脑头架 1 副、胸垫 1 个、小方垫 2 个、胫前垫 1 个、约束带 2 条、中单 2 块。根据评估情况备泡沫敷料、硅胶垫(图 5-14)。

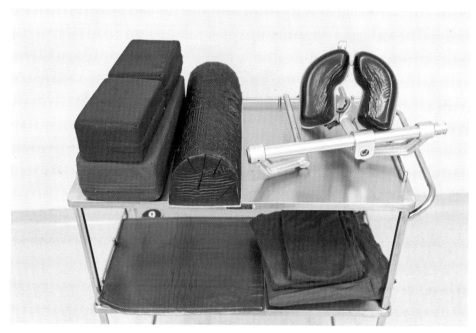

图 5-14 用物准备

三、手术床准备

床单位要平整、干燥、柔软。

四、摆放流程

(1)患者入手术室,核对患者信息,协助患者脱去病患服。

要点:患者不过床,临时安置于转运车上。

(2)根据手术部位和患者体形,选择合适的体位支撑用物,并置于手术床上相应位置。根据省力原则,将手术床降至适当位置(图 5-15)。

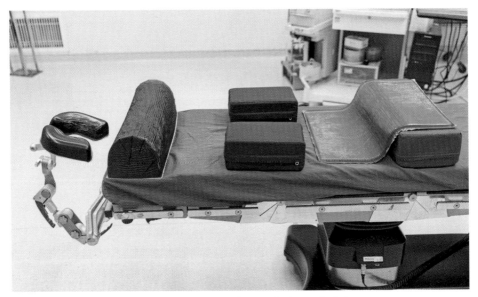

图 5-15　将体位支撑用物放置于手术床上

要点：依次放置胸垫、小方垫、胫前垫，根据评估情况膝部放置硅胶垫。

（3）患者在转运车上建立血管通路，待麻醉成功后，做好眼睛护理。根据评估情况使用泡沫敷料（图 5-16）。

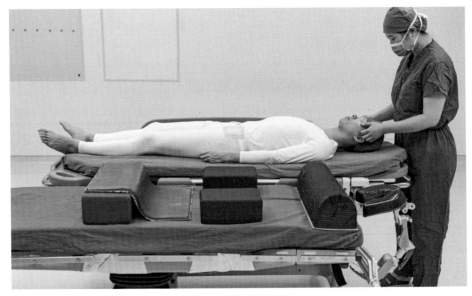

图 5-16　做好眼睛护理

（4）手术医师、麻醉医师、巡回护士协作完成轴线翻身，将患者从转运车取俯卧位安置于手术床上（图5-17）。

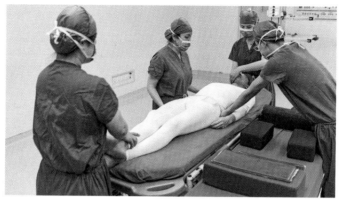

（a）手术医师、麻醉医师、巡回护士协作

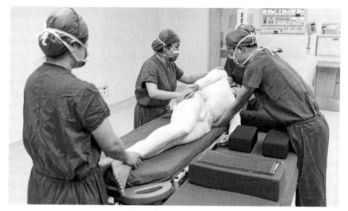

（b）完成轴线翻身

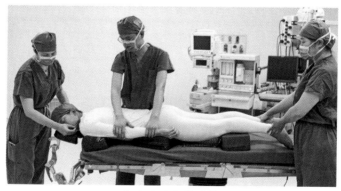

（c）患者取俯卧位

图5-17　将患者从转运车安置于手术床上

要点：患者肩膀应出床缘 5～10 cm（图 5-18），头部用颅脑头架固定，其余同脊柱手术俯卧位。

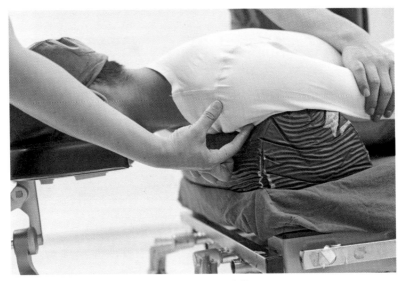

图 5-18　患者肩膀应出床缘 5～10 cm

（5）调整支撑垫的位置，使患者腹部悬空，腋下不受压，并拉平布单；确认各种管道保持通畅（图 5-19）。

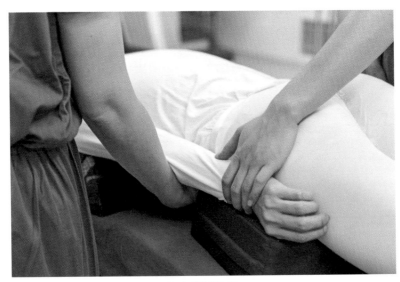

（a）腹部悬空

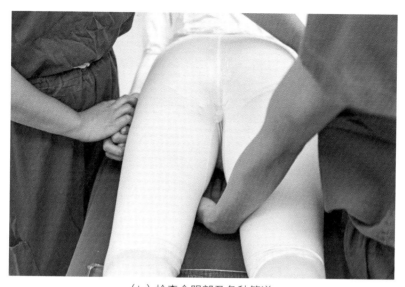

（b）检查会阴部及各种管道

图 5-19 调整支撑垫的位置

要点：选择前胸、肋骨两侧、髂前上棘作为支撑点；保护男性患者会阴部以及女性患者乳房部；检查各种管道有无打折。

（6）将患者双上肢放于身体两侧，用横单包裹住（图 5-20）。

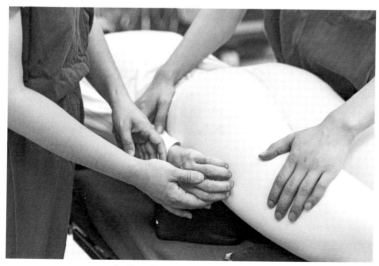

（a）双上肢掌心朝向身体两侧

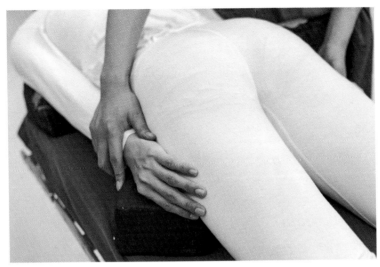

（b）双上肢放于身体两侧

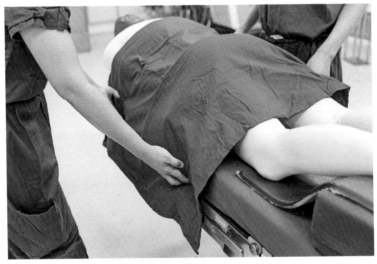

（c）用横单包裹

图 5-20　固定双上肢

　　要点：双上肢掌心朝向身体两侧；检查管路是否压到患者皮肤，注意保护；为了防止上肢悬空、滑落，根据情况可在手术床两侧垫中单，用于支撑上肢。

　　（7）调整双下肢位置，使双髋、双膝关节屈曲于功能位置；小腿下垫胫前垫，使踝关节自然屈曲，足趾悬空（图 5-21）。

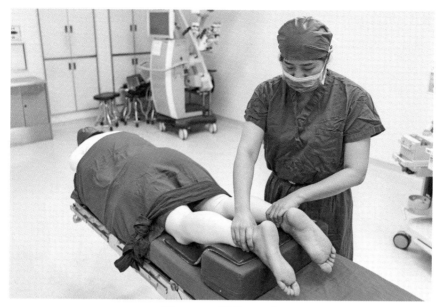

图 5-21 调整双下肢

要点：避免双膝部悬空，可用硅胶垫保护；双下肢略分开。

（8）从上至下，检查头部、手臂、会阴部有无受压，尿管有无打折（图 5-22）。

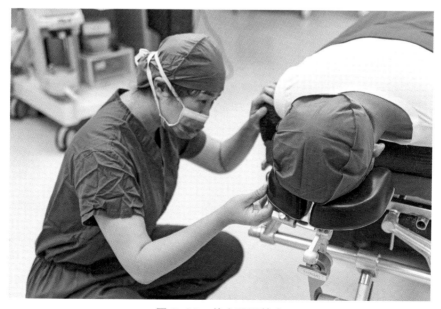

图 5-22 从上至下检查

（9）用约束带固定患者：在背部和双腿处固定（图 5-23）。

要点：约束带置于膝关节上方 5 cm 处，避开腘窝部。

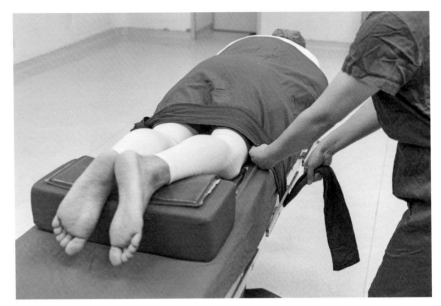

图 5-23　固定患者

其他要点：

（1）若患者是经鼻插管，需在摆置体位前于口腔内垫一纱布或绷带，用于保护患者舌头。

（2）根据需要在手术开始前将床头抬高约 15°。

第三节　俯卧折刀位

一、适用手术

俯卧折刀位适用于肛门及直肠部位的手术，如直肠前壁肿瘤切除术、直肠黏膜环切术、痔环切术等（图 5-24）。

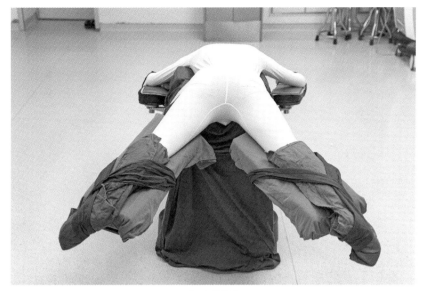

（a）正面

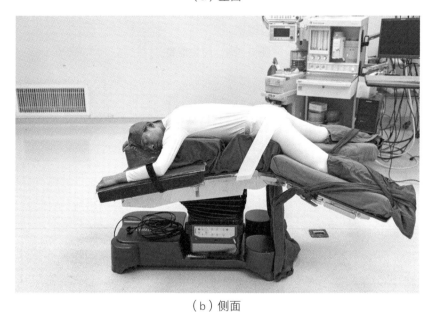

（b）侧面

图 5-24 俯卧折刀位

二、用物准备

硅凝胶头垫 1 个、胸垫 1 个、小方垫 2 个、托手板 2 个、防水袋若干、约束带 2 条、医用胶布若干。根据评估情况备泡沫敷料（图 5-25）。

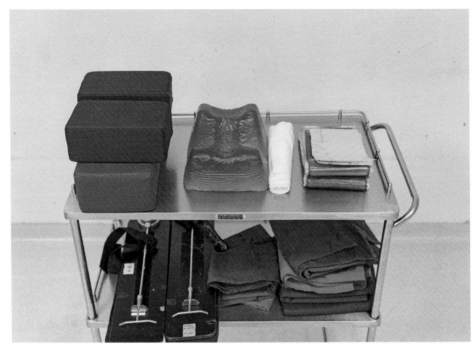

图 5-25　用物准备

三、手术床准备

床单位要平整、干燥、柔软。

四、摆放流程

（1）患者入手术室，核对患者信息，协助患者脱去病患服。

要点： 患者不过床，临时安置于转运车上。

（2）根据手术部位和患者体形，选择合适的体位支撑用物，并置于手术床上相应位置；在手术床一侧安置一托手板；根据省力原则，将手术床降至适当位置（图 5-26）。

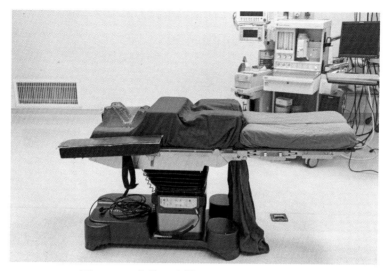

图 5-26　将体位支撑用物放置于手术床上

要点：将硅凝胶头垫放于头侧，而后依次放置胸垫、小方垫（小方垫应放置在背板与腿板折叠处）。

要点（3）～（6）同胸腰椎后路俯卧位。

（7）调整支撑垫的位置，使患者腹部悬空，腋下不受压，并拉平布单；确认各种管道保持通畅。

要点：选择前胸、肋骨两侧、髂前上棘、耻骨联合作为支撑点；保护男性患者会阴部以及女性患者乳房部；检查各种管道有无打折；髂前上棘应对准手术床腿板折叠处上方约 10 cm（图 5-27）。

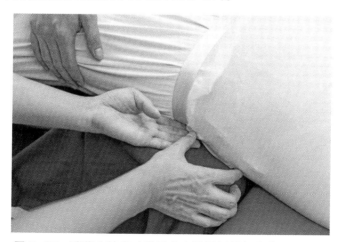

图 5-27　髂前上棘应对准手术床腿板折叠处上方约 10 cm

（8）用约束带固定双下肢；巡回护士将腿板下折并分开至适当位置，中间以可站一人为宜，角度小于90°（图5-28）。

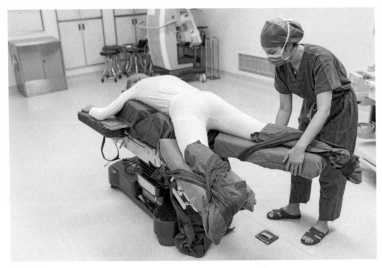

图 5-28　固定并调整双下肢

要点：小腿自然贴合于腿板；根据评估情况在膝关节处用软垫保护；约束带应固定牢固。

（9）嘱医生扶住患者，巡回护士利用遥控器将手术床整体升高，再置于头低位约10°（图5-29）。

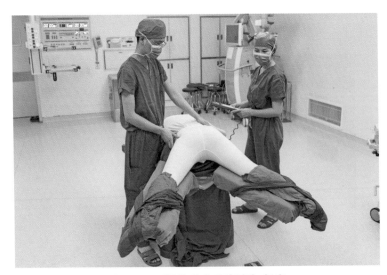

图 5-29　调整手术床高度与角度

（10）用医用胶布粘贴肛门周围皮肤，充分暴露肛门，另外一端分别固定在手术床两侧边缘（图 5-30）。

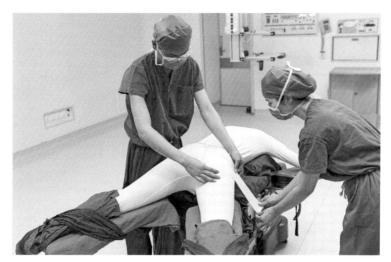

图 5-30　用医用胶布牵拉暴露肛门

（11）从上至下，检查头部、手臂、会阴部有无受压，尿管有无打折。

其他要点：

（1）长时间手术应注意观察远端肢体的皮肤颜色、温度。

（2）手术结束后，手术病人复位要缓慢，复位顺序：先头高，再复位腿板，交替、循序进行。

第六章

特殊手术体位

第一节　骨科牵引体位

一、适用手术

骨科牵引体位适用于股骨粗隆间骨折、股骨颈骨折等（图 6-1）。

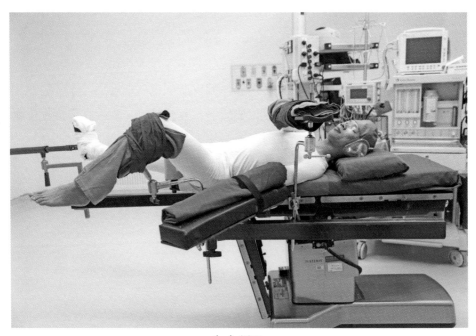

（a）侧面

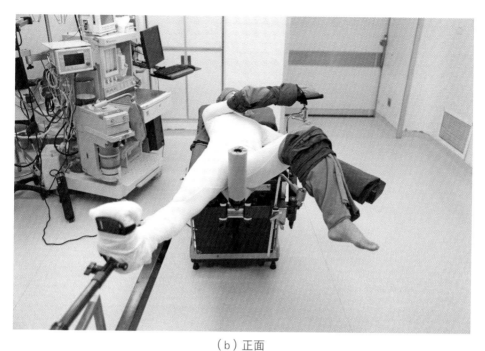

（b）正面

图6-1　骨科牵引体位

二、用物准备

牵引车1张、头枕或头圈1个、棉垫1块、约束带2条、托手板1个、绷带1～2捆、中包布4块、大包布2块（图6-2）。

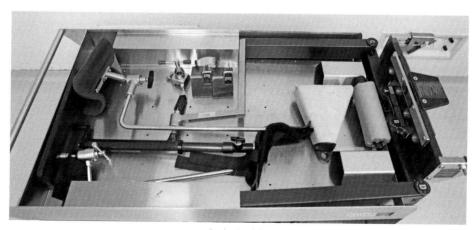

（a）牵引车

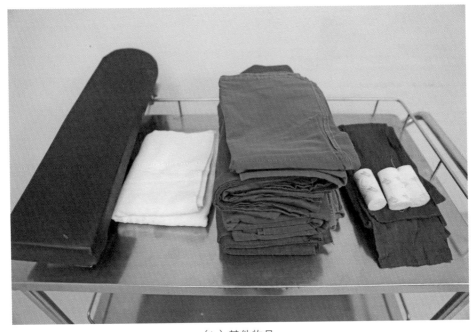

（b）其他物品

图 6-2　骨科牵引体位用物准备

三、手术床准备

床单位要平整、干燥、柔软。

四、摆放流程

（1）患者入手术室，核对患者信息，在转运车上协助患者将病患服解开，暴露患侧上肢用于血压监测，同时检查患者皮肤情况。

（2）牵引床准备：

①卸下手术床头板，把腿板最大限度向下折并取下腿板软垫或者直接将腿板拆卸下来（图 6-3）；

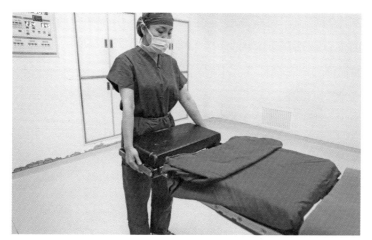

（a）卸下手术床头板

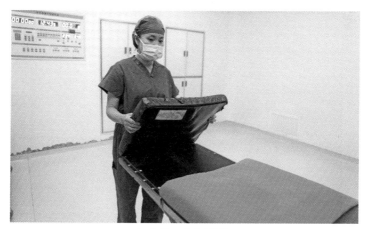

（b）取下腿板软垫

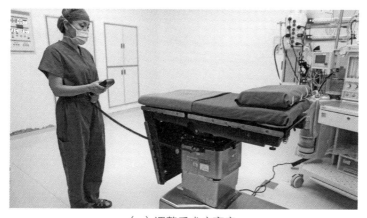

（c）调整手术床高度

图 6-3　调整手术床

②手术床与牵引车保持高度一致，旋松"牵引车架"两侧的螺丝；

③由两人分别站在手术床两边，同时抬起"牵引车架"，对准手术床两边固定螺丝的横杆，平行插锁扣，正好扣在手术床横杆上，旋紧螺丝（图6-4）；

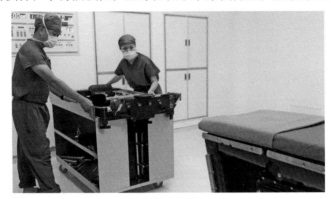

（a）移动牵引车

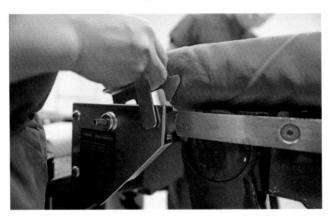

（b）平行插锁扣

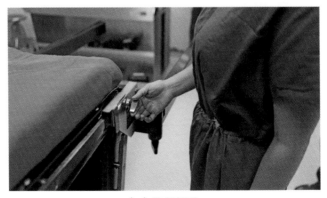

（c）旋紧螺丝

图6-4　牵引车与手术床对接

④将三角板固定在牵引床架中央，会阴柱垂直插入三角板的插孔（图6-5）。

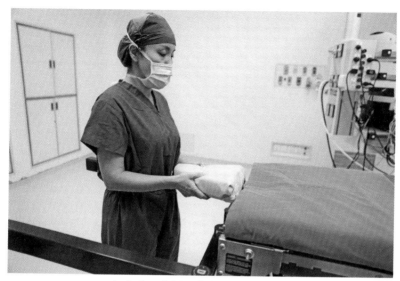

（a）将三角板固定在牵引床架中央

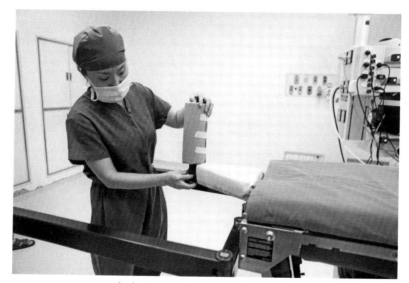

（b）会阴柱垂直插入三角板的插孔

图6-5　安装三角板

⑤根据患者患侧下肢的长度，将牵引架固定在患者"牵引车架"上（图6-6）。

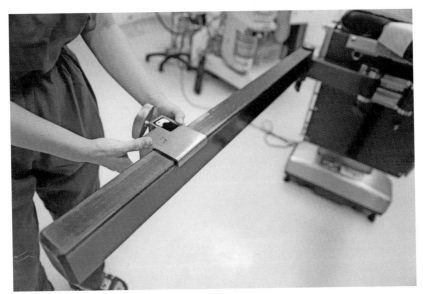

（a）固定器位置

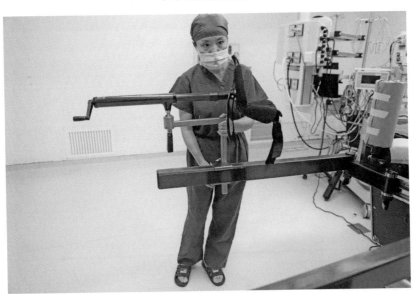

（b）将牵引架固定在患者"牵引车架"上

图 6-6　固定牵引架

⑥将截石位脚架安装在健侧"牵引车架"上（图 6-7）。

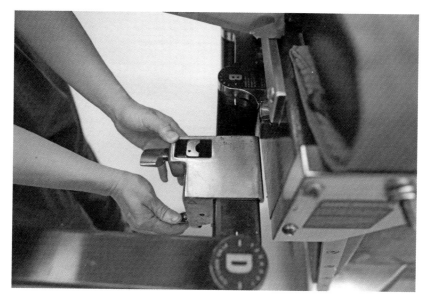

（a）固定器位置

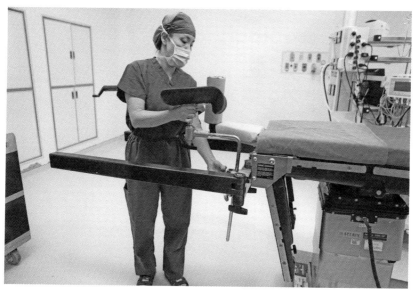

（b）将截石位脚架安装在健侧"牵引车架"上

图6-7 安装截石位脚架

⑦牵引床安装完毕，待用（图6-8）。

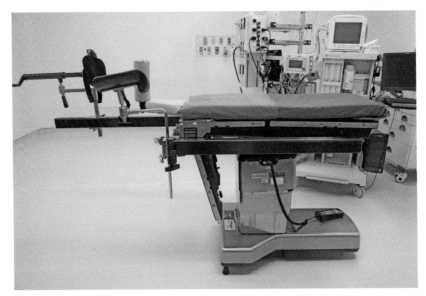

（a）侧面

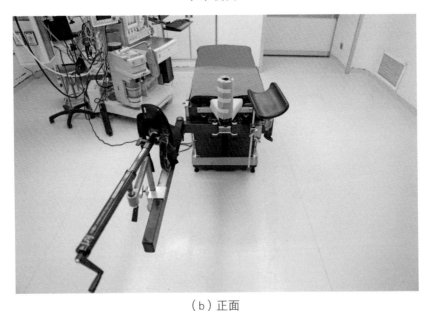

（b）正面

图 6-8　牵引床安装完毕

　　（3）患者在转运车上进行麻醉后，进行眼睛护理（图 6-9）；让转运车与手术床平行同高，手术医师（3人）、麻醉医师与巡回护士协作将患者移至牵引床上（图 6-10）。

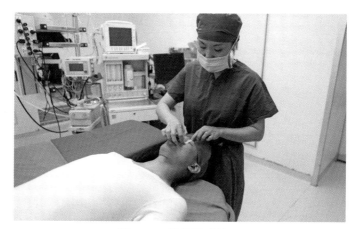

图 6-9 进行眼睛护理

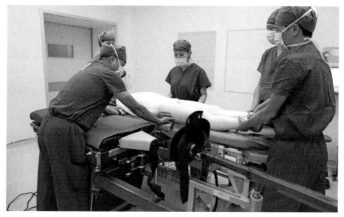

（a）手术医师、麻醉医师与巡回护士协作

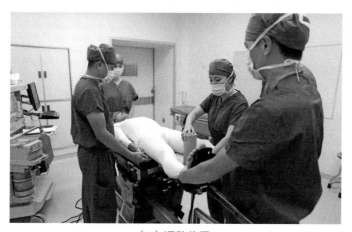

（b）调整位置

图 6-10 将患者移至牵引床上

　　要点：将患者下移，臀部置于三角板上，尽量靠近会阴柱；男性患者须把阴囊、尿管牵向健侧，防止压迫阴囊（图6-11）。

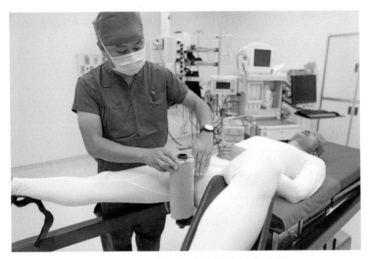

图6-11　患者臀部应尽量靠近会阴柱

　　（4）将健侧上肢置于托手板上（图6-12）。

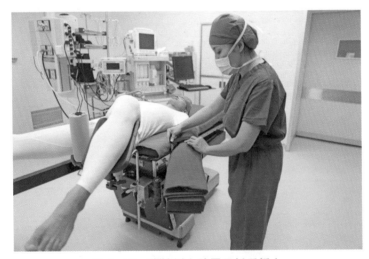

图6-12　将健侧上肢置于托手板上

　　（5）牵引脚架上用棉垫衬垫，将患侧足部固定于牵引脚架上（图6-13），并用绷带加固（绷带缠绕小腿绑在脚架上），防止术中牵引力过大使足部从脚架上滑出（图6-14）。

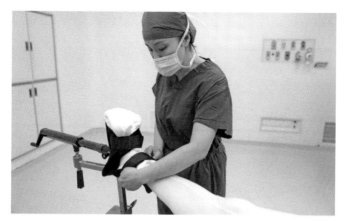

图 6-13　将患侧足部固定于牵引脚架上

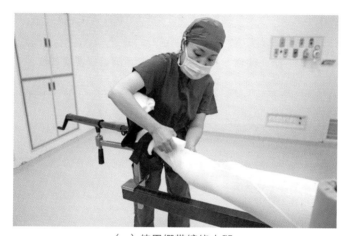

（a）使用绷带缠绕小腿

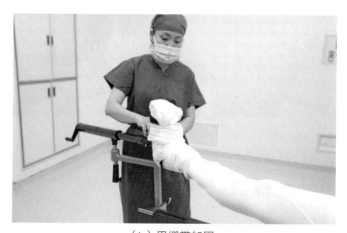

（b）用绷带加固

图 6-14　固定足部

（6）健侧下肢利用牵引车专用脚架摆置截石位（图6-15）。

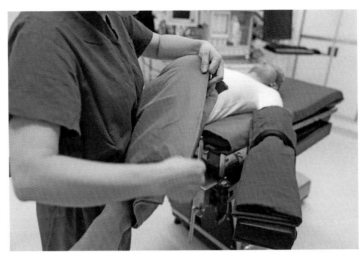

图6-15　健侧下肢利用牵引车专用脚架摆置截石位

要点： 下肢稍外展，屈髋屈膝90°，防止损伤腓总神经（图6-16）。

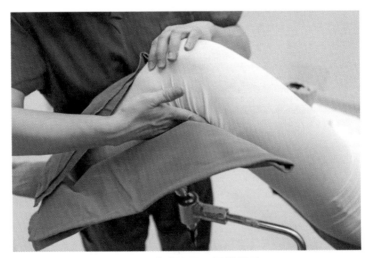

图6-16　下肢稍外展，屈髋屈膝90°

（7）患侧上肢用牵引车专用可调节托手架固定（图6-17），并用约束带交叉固定于托手架上（图6-18）。

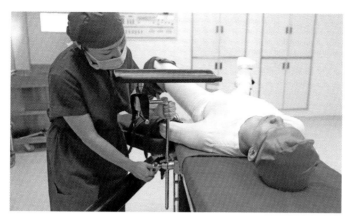

（a）安装可调节托手架

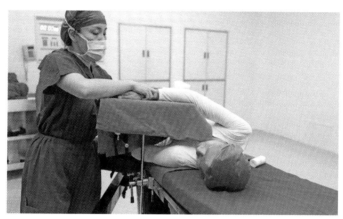

（b）将患侧上肢放置于托手架上

图 6-17 固定患侧上肢

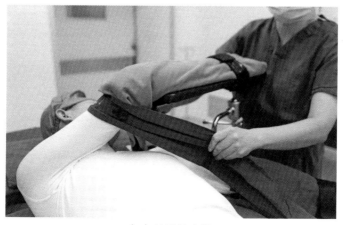

（a）使用约束带

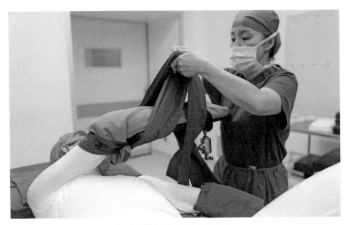

（b）用约束带交叉固定

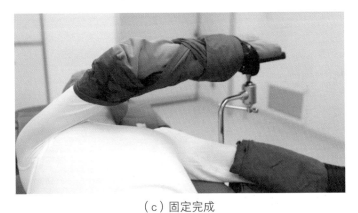

（c）固定完成

图 6-18　用约束带固定

（8）置头枕，将健侧耳部置于面罩中空处（图 6-19）。

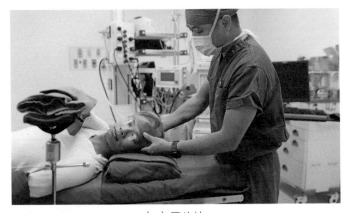

（a）置头枕

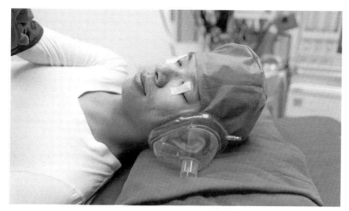

（b）将健侧耳部置于面罩中空处

图 6-19　调整头部

（9）在患者臀部、背部垫一自制软垫，使病人向健侧稍倾斜（图 6-20）。

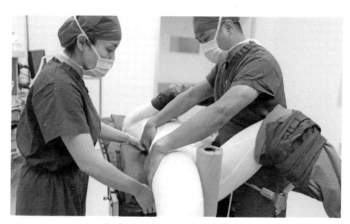

（a）在患者臀部垫自制软垫

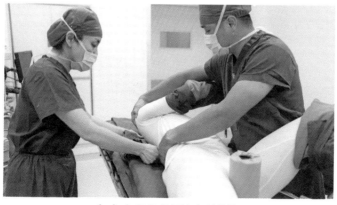

（b）在患者背部垫自制软垫

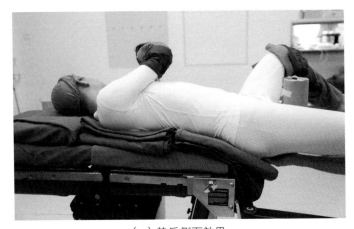

（c）垫后侧面效果

图 6-20　垫自制软垫

第二节　沙滩椅体位

一、适用手术

沙滩椅体位适用于肱骨外科颈、肱骨干骨折及锁骨的复位及固定手术、肩袖手术、全肩关节假体置换术、肩关节镜手术等（图 6-21）。

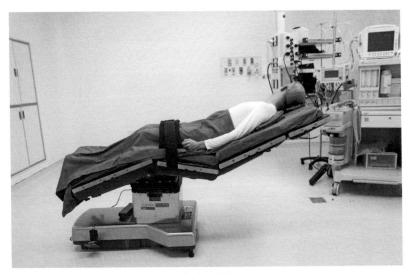

（a）侧面

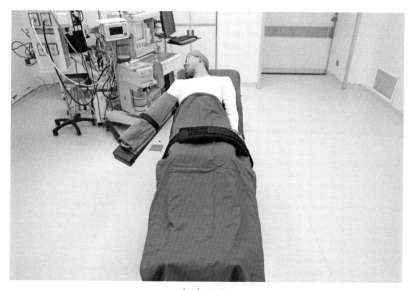

（b）正面

图 6-21 沙滩椅体位

二、用物准备

头圈 1 个、托手板 1 个、约束带 1 条、中包布 3 块（图 6-22）。

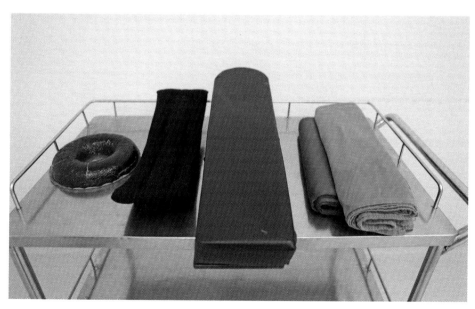

图 6-22 用物准备

三、手术床准备

床单位要平整、干燥、柔软。

四、摆放流程

（1）检查手术床处于正常位置（头板复位），便于C形臂机透视（图6-23）。

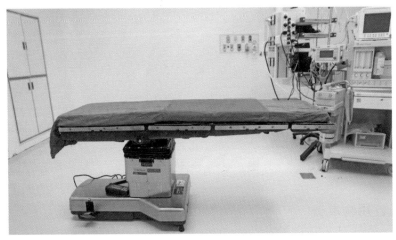

图6-23　手术床准备

（2）患者入手术室，核对患者信息，同时检查患者皮肤情况。患者仰卧，将患者髂前上棘对准床板折叠处（图6-24）。

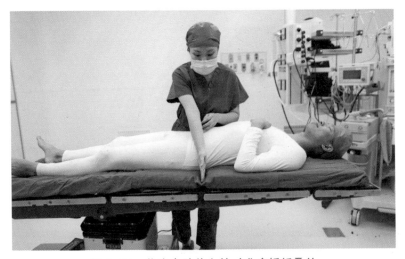

图6-24　将患者髂前上棘对准床板折叠处

（3）做好眼睛护理，头下垫头圈，健侧上肢外展，患侧上肢平放于身体侧（图 6-25）。

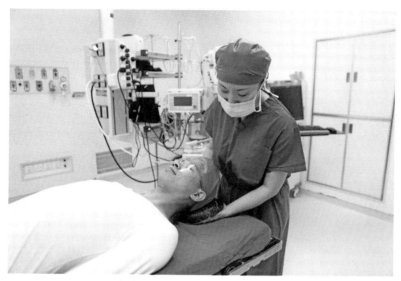

（a）做好眼睛护理，头下垫头圈

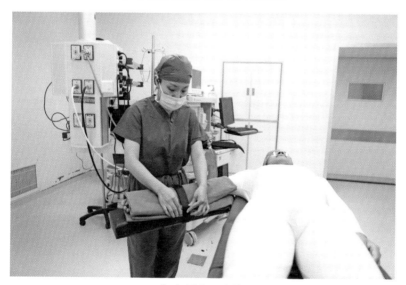

（b）固定双上肢

图 6-25　调整头部和双上肢

（4）用约束带固定双下肢（图 6-26）。

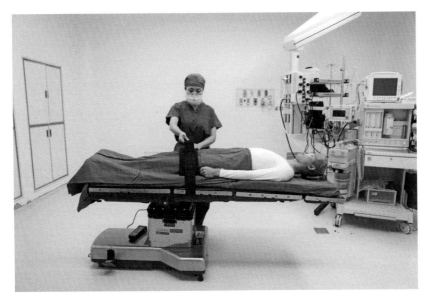

图 6-26　用约束带固定双下肢

（5）调整手术床：背板上升—头低脚高—背板上升—头低脚高—直至患者上身呈 30°～45° 半坐卧位—腿板下折，双下肢下垂 30°（图 6-27）。

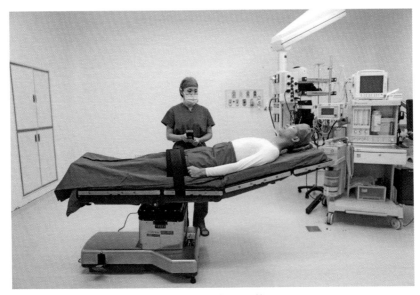

（a）使用遥控器调整

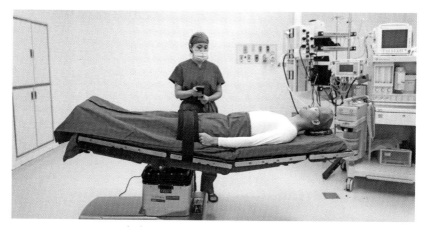

（b）背板上升—头低脚高交替调整

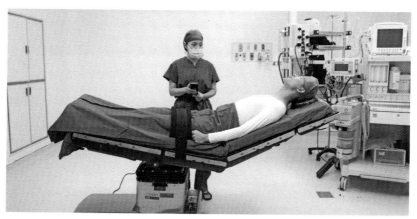

（c）患者上身呈 30°～45° 半坐卧位

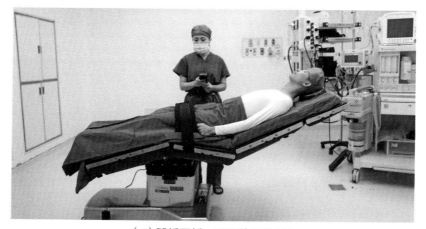

（d）腿板下折，双下肢下垂 30°

图 6-27 调整手术床角度

（6）将自制薄垫置于患者肩下，头偏向健侧（图 6-28）。

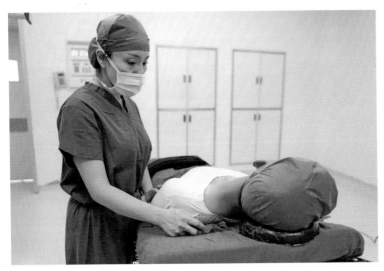

图 6-28　将自制薄垫置于患者肩下，头偏向健侧

要点： 耳朵应置于硅胶头圈中空处（图 6-29）。

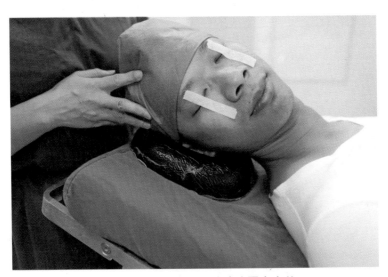

图 6-29　耳朵应置于硅胶头圈中空处

第三节 翻身床翻身体位

一、适用手术

翻身床翻身体位适用于创面分布于前后躯干的各种清创植皮等手术。

二、用物准备

（1）翻身床：包含床架、俯卧床片、仰卧床片、搁手架、搁脚架、撑脚装置、转盘装置、大海棉（两片）；试翻身一次，确保其处于功能备用状态；双侧搁手架及搁脚架使用一次性垫单覆盖，不可裸露（图6-30）。

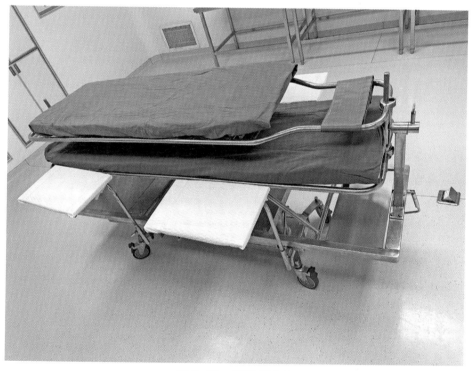

图6-30 翻身床准备

（2）头部固定绳1根、翻身固定绳3根、无菌棉垫7块、无菌大单2块、一次性无菌横单2块（图6-31）。

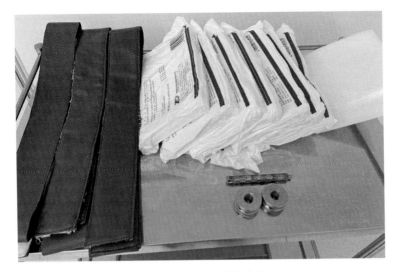

图 6-31　翻身用物准备

三、翻身流程（以仰卧位翻至俯卧位为例）

（1）术前一日备洁净翻身床于手术转换间。

（2）核对患者信息，以仰卧位于翻身床上入手术间。

（3）检查翻身床是否处于完好状态，检查各轴承的活动情况，确认配件是否齐全。

要点：特别要注意查看制紧大螺母及制紧手柄是否配备齐全。

（4）将俯卧床片抬起，比对俯卧床片肩接处与患者肩膀位置，取下放置一旁备用（图 6-32）。

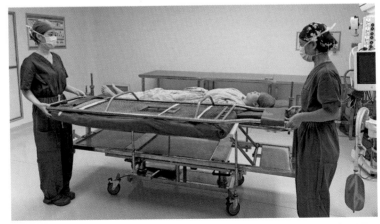

图 6-32　将俯卧床片抬起，比对俯卧床片肩接处与患者肩膀位置

要点：比对床片与患者肩部的位置，若患者肩部高于床边，可适当将患者向床尾移动，直至肩膀与俯卧床片肩接处平齐。

（5）清醒的患者，协助其将病患服解开，暴露一侧上肢或下肢用于血压监测，同时查看患者皮肤情况。

（6）将四肢以"大"字形安放在双侧的搁手架及搁脚架上。

要点：注意有效固定搁手架及搁脚架，避免术中突然脱落。

（7）从仰卧位翻身至俯卧位：巡回护士协助手术医生将患者四肢并拢，用无菌大单长形双折叠盖患者身上，巡回护士加盖一层一次性无菌横单，将 7 片棉垫分别垫在患者额头、双肩、双髋和双膝盖处（图 6-33）。

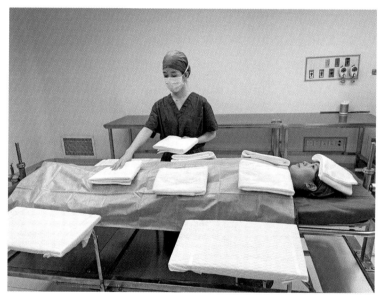

图 6-33　将 7 片棉垫分别垫在患者额头、双肩、双髋和双膝盖处

要点：若进行双下肢手术，则双膝盖处的棉垫可不必垫。

（8）待麻醉医生撤离床旁仪器、梳理管道后盖上俯卧床片，旋紧螺丝，用翻身固定绳固定患者手肘部、手掌处、双腿部，注意防止双手、双腿滑出（图 6-34）。

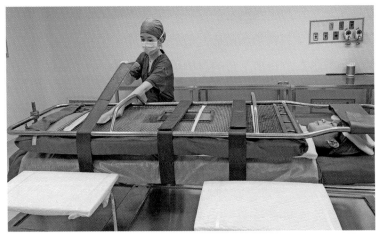

图 6-34　固定患者

要点：注意固定绳不可将输液管道固定住，避免翻身时因管道过短造成输液管道脱落；肘部常因外敷料过厚不容易固定在侧躯干，因此用于固定肘部的固定绳要稍用力，尽量使肘部紧贴侧躯干以免翻身时与搁手架触碰，造成患者损伤。

（9）巡回护士站在床头，辅助护士站在床尾；各自检查制紧螺母是否旋紧，辅助护士移开搁手架及搁脚架，床头护士注意查看患者头部是否有效固定，松撑脚架（图 6-35）。

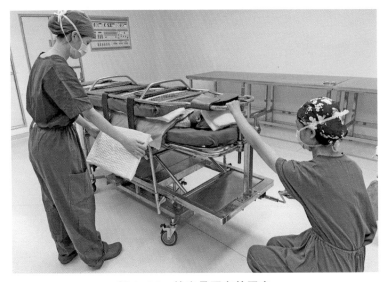

图 6-35　检查是否有效固定

（10）待麻醉医生撤下呼吸机连接管道后，床头及床尾护士松弹簧并固定身下床片（图6-36）；床头护士下达翻身口令，与床尾护士同时向同一方向翻转床片，翻转后立即卡紧弹簧、固定撑脚架、松制紧螺母。

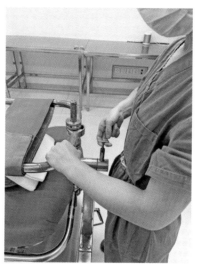

图 6-36　松弹簧

要点：若此时无法松动制紧螺母，可使用制紧手柄。

（11）待麻醉医生接上呼吸机管道后，床尾护士去除固定绳、仰卧床片及污敷料被服，患者双手移开呈"大"字形；床头护士观察患者气道、眼部受压情况（图6-37）。

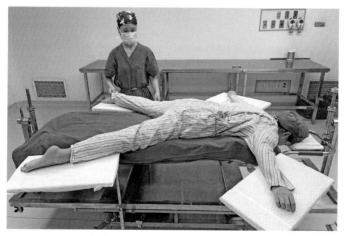

（a）患者双手移开呈"大"字形

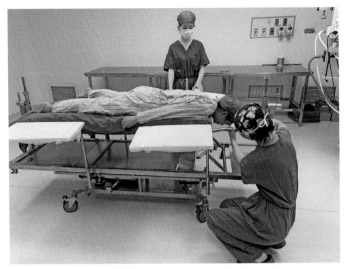

（b）床头护士观察患者气道、眼部受压情况

图 6-37　调整姿势，检查患者

（12）由俯卧位翻身至仰卧位时，步骤同上第（7）点至第（10）点。

要点：翻身至仰卧位时棉垫垫于后脑勺、双侧肩胛骨、双臀、后腰（图 6-38）。

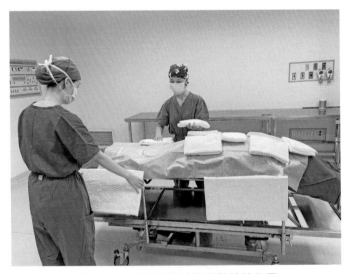

图 6-38　翻身至仰卧位时垫棉垫位置

第四节 头颅固定架体位

一、适用手术

头颅固定架体位适用于头颅及颈椎后路等的手术。

二、用物准备

头颅固定架(包含转换器、头夹、底座、连接器、头钉)、对应体位的用具(仰卧位、侧卧位、俯卧位等同前面章节)。

三、手术床准备

床单位要平整、干燥、柔软。横单根据需要铺置在合适位置,便于固定上肢和搬运患者。

四、摆放流程(图6-39)

(1)手术床取下头板,连接并固定转换器于手术床上;调整头架底座的两根端臂间距,插入转换器并锁紧;将连接器扭矩螺钉插入底座连接臂棘孔内并旋紧。

(2)术者戴无菌手套,安置头钉于头夹上插孔内,处于备用状态。

(3)患者全麻后,手术医生保护患者头部,巡回护士与手术助手站在患者两侧,利用横单将患者肩部移至略突出床缘部分。

(4)将身体及四肢安置在恰当的位置并固定(安置身体及四肢的方法均以前面章节对应体位为准)。

(5)一名助手固定头颈部,术者调整头夹位置,使头钉正确对准所固定位置,拧紧头钉固定旋钮。

(6)将已固定头颅的头架固定于连接器,注意棘齿对合,拧紧旋钮。

(7)检查各个旋钮是否拧紧、体位是否处于合适位置后,固定底座扳手,保证整个头部固定装置处于固定状态。

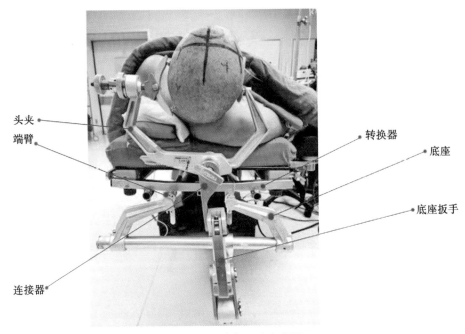

头夹
端臂
转换器
底座
底座扳手
连接器

图 6-39　头颅固定架摆放

第七章

达芬奇机器人手术体位

达芬奇机器人手术主要适用于心胸外科、肝胆外科、胃肠外科、泌尿外科、妇产科、甲状腺外科等专科手术。根据各专科的要求主要摆置人字分腿位、膀胱截石位、侧卧位等体位，以上体位在前面章节均已阐述，其中用物准备、摆置的流程及要点大致相同，因此本章不再做具体的介绍。但是值得大家注意的是，在手术过程中各个机械臂会随着术者的操作完成上下、前后、左右等运动，容易对患者造成挤压伤，故在摆置体位时务必考虑底座或手臂是否会挤压患者身体部位，因此应对手术体位进行适当的调整，包括手术床角度及体位用具的高度、角度等，以维持足够的操作空间，减少不必要的损伤，确保手术患者正确、舒适、安全。本章主要以图片的形式展示达芬奇机器人手术系统（Davinci）的布局，其中涵盖了手术体位、人员站位、仪器设备布局等内容。

第一节　达芬奇机器人 SI 系统

一、前列腺癌根治术

采取改良膀胱截石位或人字分腿位（平卧分腿位），手术床呈头低脚高30°（图 7-1）。

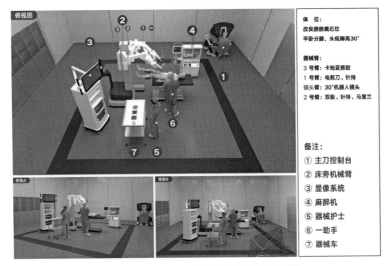

图 7-1　Davinci 前列腺癌布局示意图

二、全膀胱切除术

采取改良膀胱截石位或人字分腿位（平卧分腿位），手术床呈头低脚高 30°（图 7-2）。

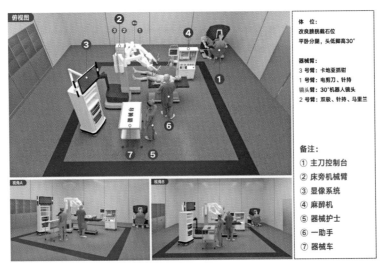

图 7-2　Davinci 全膀胱布局示意图

三、肾切除术或肾部分切除术（经腹入路）

采取腰桥式侧卧 80°（手术床头低 15° 脚低 15°）（图 7-3）。

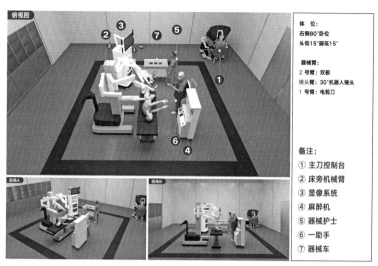

图 7-3 Davinci 左肾癌、左肾部分布局示意图

四、胃癌切除术

采取人字分腿位（平卧分腿位），手术床呈头高脚低 10°（图 7-4）。

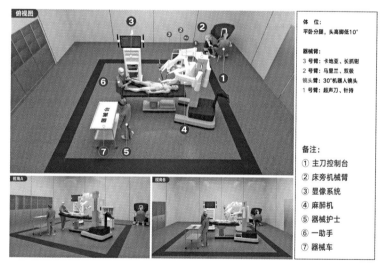

图 7-4 Davinci 胃癌布局示意图

五、肝切除术

采取人字分腿位（平卧分腿位），手术床呈头高脚低 10°、左倾 15°（图 7-5）。

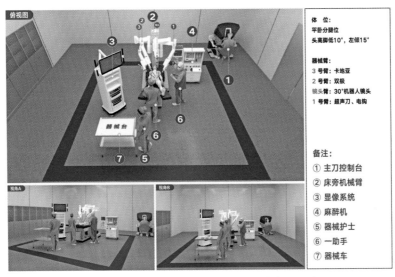

图 7-5　Davinci 肝癌、胆囊、胆总管布局示意图

六、食管癌切除术

采取胸侧卧位（左侧侧俯 135°），手术床呈头高脚低 15°（图 7-6）。

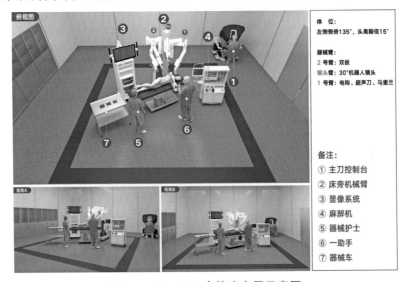

图 7-6　Davinci 食管癌布局示意图

七、肺癌切除术

采取胸侧卧位（90°），手术床呈头高脚低 15°（图 7-7）。

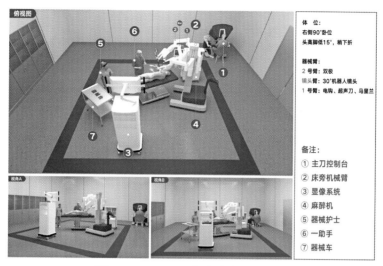

图 7-7 Davinci 左肺癌布局示意图

八、直肠癌切除术

采取改良膀胱截石位，手术床呈头低脚高 30°、右倾 15°（图 7-8 ）。

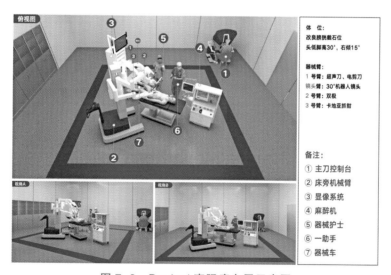

图 7-8 Davinci 直肠癌布局示意图

九、胰十二指肠切除术

采取人字分腿位（平卧分腿位），手术床呈头高脚低 15°（图 7-9 ）。

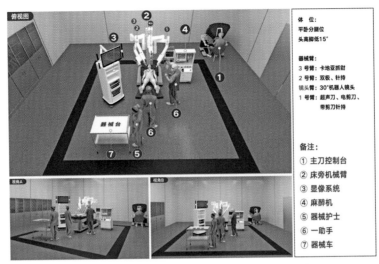

图 7-9　Davinci 胰十二指肠、全胰腺布局示意图

十、全子宫切除术

采取改良膀胱截石位，手术床呈头低脚高 30°（图 7-10）。

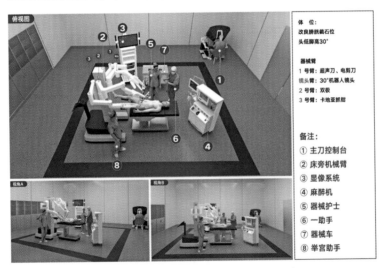

图 7-10　Davinci 全子宫 + 盆扫布局示意图

十一、甲状腺切除术

采取人字分腿位（平卧分腿位）和颈后仰卧位，手术床呈头高脚低 10°
（图 7-11）。

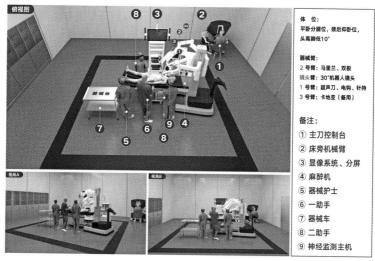

图 7-11 Davinci 甲状腺布局示意图

第二节 达芬奇机器人 XI 系统

一、前列腺癌切除术和全膀胱切除术

采取标准仰卧位（平卧位），手术床呈头低脚高 30°（图 7-12）。

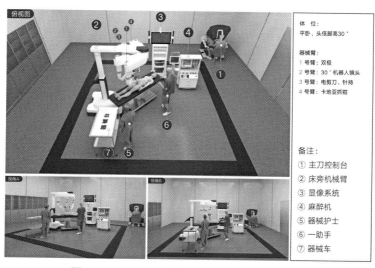

图 7-12 Davinci 前列腺、膀胱布局示意图

二、胃癌切除术、胰腺手术、肝切除术、甲状腺切除术等手术

采取人字分腿位（平卧分腿位），手术床呈头高脚低20°（图7-13）。

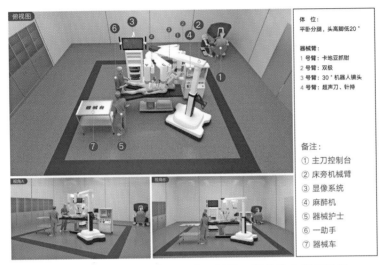

图7-13　Davinci 胃癌、胰腺、肝胆、甲状腺布局示意图

三、肺癌切除术、食管癌切除术、后纵隔肿物切除术等手术

采取胸侧卧位（90°）（图7-14）。

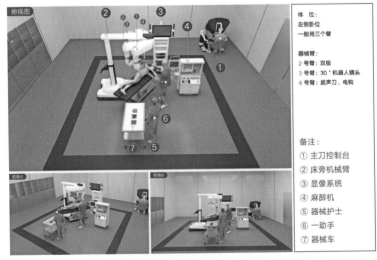

图7-14　Davinci 右肺、食管、后纵等布局示意图

四、全子宫切除术

采取人字分腿位（平卧分腿位）或改良膀胱截石位，手术床呈头低脚高30°（图7-15）。

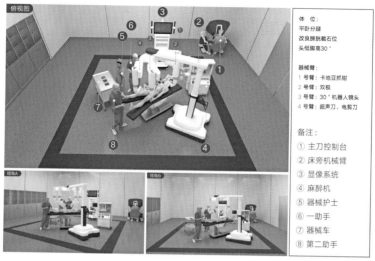

图7-15　Davinci全子宫布局示意图

五、直肠癌切除术

采取改良膀胱截石位，手术床呈头低脚高30°（图7-16）。

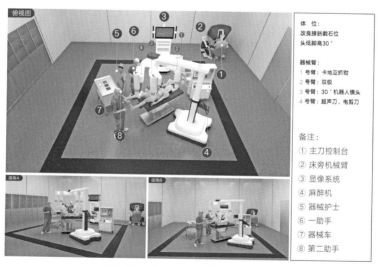

图7-16　Davinci直肠布局示意图

参 考 文 献

［1］郭莉 . 手术室护理实践指南 [M]. 北京：人民卫生出版社，2021.

［2］魏革，刘苏君，王芳 . 手术室护理学 [M]. 北京：人民军医出版社，2014.

［3］周力，吴欣娟 . 安全手术体位图谱 [M]. 北京：人民卫生出版社，2011.

［4］何丽，李丽霞，李冉 . 手术体位安置及铺巾标准流程 [M]. 北京：人民军医出版社，2014.

［5］宋烽 . 实用手术体位护理 [M]. 北京：人民军医出版社，2012.

［6］郭莉，徐梅 . 手术室专科护理 [M]. 北京：人民卫生出版社，2019.

［7］高兴莲，郭莉 . 手术室专科护理学 [M]. 北京：科学出版社，2014.